Evelyn Berger
Wav. 1989

Dr. Barbara Benoit

Die Sprache der weiblichen Organe

2. Auflage 1988

R. G. Fischer

CIP-Titelaufnahme der Deutschen Bibliothek

Benoit, Barbara:

Die Sprache der weiblichen Organe / Barbara
Benoit. – 2. Aufl. – Frankfurt (Main) : R. G. Fischer,
1988
 ISBN 3-88323-888-0

2. Auflage 1988
© 1988 by R. G. Fischer Verlag,
Wilhelmshöher Straße 39, D-6000 Frankfurt 60
Alle Rechte vorbehalten
Herstellung: Boscolo & Mohr, Karlsruhe
Printed in Germany
ISBN 3-88323-888-0

VORWORT

...... " Nun aber ist in den Wissenschaften ein ewiger Kreislauf; nicht, daß die Gegenstände sich änderten, sondern daß bei neuen Erfahrungen jeder einzelne in den Fall gesetzt wird, sich selbst geltend zu machen, Wissen und Wissenschaften nach seiner eigenen Weise zu behandeln." ......

(Goethe - aus: " Verhältnis zur Wissenschaft ")

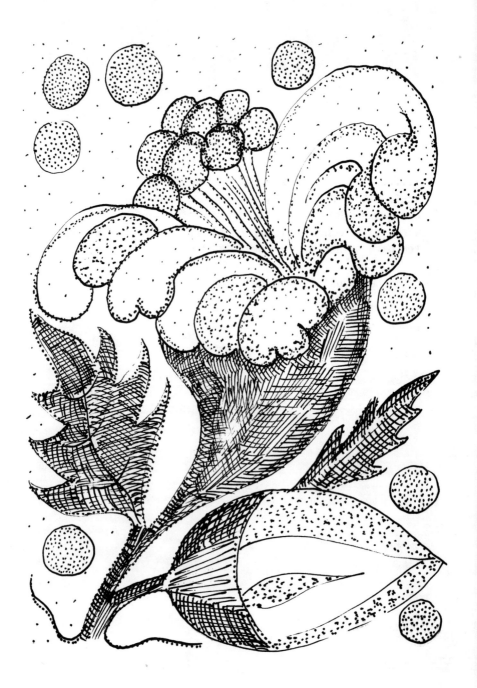

E I N L E I T U N G :

Die Erforschung der Krankheiten in bezug auf Ursachen, Verläufe und Ausgänge hat enorme Fortschritte gemacht, aber die Ergebnisse sind noch unbefriedigend.
Wie oft erleben wir es, daß trotz der vom Arzt empfohlenen Anweisungen, die auch eingehalten werden, die Beschwerden immer wieder auftreten. Wenn dann nach der Ursache gefragt wird, erhalten wir die Antworten: "...Veranlagung...Vererbung...erworben...organische Schwäche...Kälte...Unsauberkeit ...Streß...usw." Wir behandeln die Beschwerden und machen oft die Erfahrung, daß die Symptome manchmal sofort verschwinden, manchmal aber schlecht zu beeinflussen sind oder auch gar nicht. Jeder hat auch die Erfahrung gemacht, daß in Zeiten, wenn es ihm gut geht, wenn er zufrieden und glücklich ist, keine Beschwerden auftreten, obwohl er die Anweisungen nicht befolgt hat. Oder wie häufig erleben wir, daß die Beschwerden plötzlich verschwinden, obwohl das verschriebene Medikament nicht eingenommen wird. Warum ist das so?
Diese Frage ist vielleicht sehr einfach zu beantworten: Es fällt uns leicht, die Ursachen für unser Wohlergehen unserem klugen Verhalten zuzuschreiben, aber wenn es uns schlecht geht, schieben wir gern die Schuld äußeren Dingen zu, ob sie nun Umwelt, Vererbung oder Veranlagung genannt werden. Für unser Wohlbefinden ist also unser Verstand zuständig, aber für unser Unwohlsein machen wir unseren 'armen, dummen' Körper oder die 'böse' Umwelt verantwortlich. Wer kennt nicht das Sprichwort: ...Der Geist ist willig, aber das Fleisch ist schwach...?
Die Erfahrungen der Medizin - das Wissen um die Ursachen von Krankheiten - haben uns schon sehr viel Leiden erspart. Wir können also davon ausgehen, daß Wissen oder Verstand oder Geist unser Befinden sehr stark beeinflussen. Je mehr wir wissen, desto besser geht es uns auch. In letzter Zeit wird immer häufiger das Bedürfnis nach 'Ganzheitsmedizin' ge-

äußert. Ganzheitsmedizin beinhaltet nicht nur die Einheit von Körper - Seele - Geist, sondern auch die Einheit des Individuums (diese Einheit aus Körper - Seele - Geist, die uns Menschen ausmacht,) mit seiner ihm ganz eigenen Umwelt. Solange in dieser Einheit irgendeine Trennung vollzogen wird, gerät die Behandlung auf Irrwege. Da jeder Mensch eine ganz individuelle Umgebung oder Gegenwart, Vergangenheit und Zukunft hat, ist auch jeder Mensch einzigartig. Es gibt somit keine allgemeingültige Medizin, sondern nur eine spezielle Medizin für jeden eizelnen Menschen. Da wir Menschen aber sehr viel Gemeinsames und Ähnliches haben, schon allein deshalb, weil wir eine 'Art' in der Natur darstellen, reagieren wir ähnlich auf die Einflüsse unserer Umwelt und agieren auch ähnlich auf unsere Umwelt. Unser Verhalten zu unserer Umwelt 'lernen' wir hauptsächlich voneinander aber auch von anderen Lebensarten. Wie oft stellen wir fest, daß wir uns in vielen Dingen wie manche Tiere, Pflanzen oder auch sog. leblose Dinge verhalten. Wir beobachten, daß sich die Tiere, Pflanzen und die sog. leblosen Dinge ihrer Umwelt anpassen. Wir kommen nicht umhin, aufgrund dieser Beobachtungen anzunehmen, daß auch wir uns unserer Umwelt anpassen. Wir können folgerichtig also davon ausgehen, daß wir uns bewußt (z.B. Sport, Ernährung, Erholung, Arbeit u.v.a.) und auch unbewußt unserer Umgebung anpassen und somit unseren 'Körper' gestalten. Es wird gesagt: Jeder Mensch macht sich selbst! Auch hier gilt schon oben Erwähntes: Wenn es uns gefällt, wie wir uns körperlich verändern, sind wir mit dieser Meinung einverstanden. Wenn sich unser 'Körper' aber so gestaltet, daß er uns nicht mehr gefällt, dann lehnen wir diese Meinung ab. Dazu haben wir auch ein Recht, denn die Umwelt wirkt ja - ob wir es wollen oder nicht - auf uns und hinterläßt ihre Spuren. Nur sind wir dann verantwortlich dafür, ob wir die Wirkungen weiterhin ertragen oder nicht, ob wir uns ihnen entziehen oder ihnen entgegenwirken - gegen sie 'angehen', sie vertreiben. Wie wir auf unsere Umwelt agieren und reagieren, liegt in uns selbst.

Es bleibt einem also nicht erspart, sich mit sich selbst auseinanderzusetzen, sich Gedanken zu machen, wie man auf seine Umwelt reagiert und agiert, welche Kräfte man wie und wo einsetzt.
Das bedeutet, daß wir uns Gedanken machen über unsere Kraft, über unser Wissen oder geistige Entwicklung, über unsere zwischenmenschlichen Beziehungen, über unsere Verhaltensweisen, über unsere Ziele, über unsere Körpersprache und 'Organsprache' und vor allem über unsere Gefühle, denn der Körper lügt nicht.

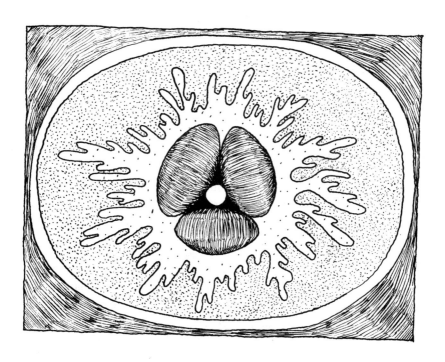

I. ÜBER DIE LEBENSKRAFT:

Beim Auftreten, Verlauf und Ausgang einer Krankheit kann keine präzise Voraussage gemacht werden. Oft ist es ein Rätsel, wieso der Verlauf einer Krankheit manchmal ganz anders ist, als er erwartet wurde. Extreme wie: Heilung einer normalerweise tödlichen Erkrankung oder unbegreiflicher, plötzlicher Tod bei einem vorher kerngesunden Menschen sind bekannt. Als Antwort auf die Ursache dieser Erscheinungen wird dann gesagt, "...dieser Mensch hatte eben mehr Lebenskraft als man angenommen hat..." oder "...er hatte eben nicht mehr Kraft..."
Was ist diese Kraft und woher kommt sie und wohin geht sie? Wir wissen es nicht. Wir wissen nur das Eine, wenn sie uns verloren geht, fühlen wir uns elend, und wenn wir viel Kraft haben, sind wir glücklich und zufrieden, dann kann uns auch nicht so schnell etwas erschüttern oder kränken. Jeder Mensch kennt die Tatsache, daß Freude und angenehme Dinge Kraft geben und daß Ärger und negative Aufregungen krank machen können. Wir erleben es manchmal, daß wir uns in einer bestimmten Situation aufgeregt haben. Wenn wir wissen, daß wir einer ähnlichen Situation ausgesetzt sein werden, nehmen wir uns vorher vor, uns nicht aufzuregen, aber es gelingt uns nicht. Das Herz schlägt trotzdem schneller, der Kreislauf reagiert, wir fühlen uns nachher ermattet und schwach. Was ist passiert? Wir haben Kraft verloren. Aber wohin ist sie gegangen? Man könnte fast annehmen, der Andere, der uns erregt hat, hat sie 'geschluckt'! Denn häufig geht es ihm dann besser, er ist dann 'schadenfroh'. Wer kennt nicht solche Begebenheiten, daß man jemanden ärgern möchte, weil er einen vorher geärgert hat, oder weil man sich irgendwo anders geärgert hat (...das sog.: "die Schuld an einem anderen auslassen"...)Und nachher, wenn es einem wieder besser geht, kommen die Gewissensbisse, oder man wundert sich, daß man über ganz banale Sachen unnötig - so glaubt man - Streit

angezettelt hat. Wer kennt nicht die Aussprüche:"...der nervt mich...der schlaucht mich...der kostet mich meine ganze Kraft ...der bringt mich noch in's Grab..."
So wie negative Gefühle Kraft kosten, können auch positive Gefühle sehr viel Kraftverbrauch hervorrufen. Sehr häufig erkranken Menschen in Situationen, die ihnen Freude bereiten. Ich denke hier an - Feiern, Reisen, Urlaub, Einrichtung der Wohnung, Hausbau, Umzug, Schwangerschaft, Geburt, neuer Arbeitsbereich u.v.a.m.
Ebenso wirken auf unsere Kraft alle Naturkräfte - wie Sonnenbestrahlung, Hitze, Kälte, Nässe, Wind, Geräusche, Farben, Gerüche, Staub usw.
Alle Dinge in unserer Umwelt - ob Mensch, Tier, Pflanze oder Wasser und Stein - geben uns mit ihren Ausstrahlungen Kraft und können sie uns auch nehmen. Die Stärke und Intensität dieser Wirkungen auf uns ist ausschlaggebend auf unser Befinden: Sind sie zu stark oder intensiv, vermindert oder fehlen sie gar, dann können wir erkranken; dann haben wir Streß!
Aber nicht nur die Wirkungen unserer Umwelt haben Einfluß auf unsere Lebenskraft. Der entscheidende Faktor liegt in uns selbst. Unsere innere Einstellung - geprägt durch Erziehung in ethischer, moralischer und sozialer Sicht und durch unsere Bildung - ist der Hauptfaktor in der Entfaltung unserer Lebenskräfte. Sie kann sowohl entfaltend als auch hemmend wirken.
Sehr viele Menschen erkennen die Ursache ihrer Beschwerden in ihrer eigenen Verhaltensweise. Sie sagen selbst:"..ich fresse alles in mich hinein...ich traue mich nicht, aus mir herauszukommen..."Hinter diesen Aussprüchen steht Angst. Und mit der Angst ist es ebenso bestellt wie mit allen Dingen: zuviel oder zuwenig Angst können schädlich sein.
Heute hört man immer häufiger, daß viele Krankheiten 'streßbedingt' sind. Es wird sehr oft der Fehler gemacht, daß dem Wort Streß eine negative Bedeutung gegeben wird. Streß bedeutet : Anspannung - starker Druck. Anspannung und Druck

sind eine Energie - eine Kraft. Energie oder Kraft haben die Eigenschaften, daß sie etwas bewirken, daß sie anderen stärkeren Energien oder Kräften weichen müssen und daß sie sich in andere Energien, Kräfte oder Materie umsetzen lassen können. Außerdem besitzen sie die Eigenschaft nicht verlorenzugehen ! Man kann also davon ausgehen, daß auch unsere Lebenskräfte diese Eigenschaften besitzen.

Im Krankheitsfall wirken Kräfte auf uns, die unsere inneren Kräfte so beeinflussen, daß sie entweder weichen oder in eine andere Energieform oder Materie übergehen. Ich denke hier an die Erschöpfung auf der einen Seite und Geschwulstkrankheiten auf der anderen Seite.

In diesem Buch möchte ich auf die Kräfte eingehen, die von Mensch zu Mensch ausgetauscht werden. Warum sollten wir unsere Lebenskräfte nur aus Nahrung, Natur und dem gesamten Universum erhalten, warum nicht direkt auch von unseren Mitmenschen? Warum sollten die Begriffe 'Ausstrahlung' oder 'Aura' nur Worte sein und nicht tatsächlich Wirklichkeit? Da sie eine Wirkung hervorrufen, besitzen sie die Eigenschaft von Energie oder Kraft. Wir können also davon ausgehen, daß wir mit unserer gesamten 'Erscheinung' bei unseren Mitmenschen und unserer Umwelt eine Wirkung verursachen, die wiederum eine Rückwirkung auf uns selbst hervorruft. Wir befinden uns somit in einem ununterbrochenen Kreislauf des Austausches unserer eigenen Kräfte mit den Kräften unserer Mitmenschen und gesamten Umwelt. Welche Kräfte wir aussenden und welche Kräfte wir durch diese zurückbekommen, ist uns oft unbewußt und unerwünscht. Zumal wir aber an diesem Austausch beteiligt sind, müssen wir 'in den sauren Apfel beißen' und das Sprichwort: "Was Du säest - wirst Du ernten" akzeptieren.

II. UMWELT - KÖRPER - GEIST IN IHREN WECHSELWIRKUNGEN

ALS EINE URSACHE DER KRANKHEITEN :

Die geschichtliche Überlieferung zeigt, daß sich die Menschen schon immer darüber gestritten haben, was wohl in der Welt das Primäre sei :
> Geist oder Materie ?

In unserem Raum rückte in den letzten Jahrhunderten das materielle Weltbild, das eine Teilung der Wissenschaft zur Folge hatte, immer mehr in den Vordergrund. Es kam zu den drei Hauptströmungen:
Naturwissenschaften - Sozialwissenschaften - Geisteswissenschaften.
Die Naturwissenschaften wurden fast nur noch im mechanistischen Weltbild betrachtet. Es wurde für real angesehen, was gemessen werden konnte, was mit mehr als nur einem Sinnesorgan wahrgenommen werden konnte. Alles andere wurde als para - wissenschaftlich abgewertet.
Dieses Denken haben wir für unser Leben übernommen. Wir akzeptieren nur das, was wir mit mehr als nur einem Sinnesorgan wahrnehmen können. Wenn wir etwas nur hören oder nur sehen oder nur fühlen, halten wir es für Einbildung oder Fantasie. Wenn uns jemand etwas 'Unglaubwürdiges' erzählt, sind wir nur bereit zu glauben, wenn diese Person uns 'glaubwürdig' erscheint.
So geschieht es, daß wir Gedanken - Vorstellungen - Fantasien - Ahnungen - Träume usw. als 'nicht real' abwerten und somit deren Kräfte unterschätzen. Wenn wir plötzlich erleben, daß die Dinge, die wir nur erahnt, geträumt, erwünscht oder befürchtet hatten, wirklich eingetreten sind, tun wir auch dies ab - mit: "Zufall!"
Auch überrascht die Feststellung, daß Ereignisse, die uns im Moment nicht gefallen, für spätere Entwicklungen notwendig

sind. Dann sagen wir: "Es war doch gut, daß dies oder jenes passierte!" Wir bemerken dann vielleicht den Umweg, den wir gemacht haben und den wir uns ersparen konnten, wenn wir uns auf unsere 'innere Stimme' verlassen hätten. Leider beschäftigen wir uns vielzuwenig mit uns selbst, so daß wir vergessen, was wir damals alles gedacht haben. Wer führt heute noch ein ausführliches Tagebuch?
Laufend sind wir Entscheidungen ausgesetzt, die uns mehr oder weniger schwer fallen. Das heißt: Unsere Gedanken sind sich widersprechend, die einen für diese Entscheidung, die anderen für jene. Manchmal passiert dann das, was wir zwar bedacht aber nicht durchgeführt haben.
Vielleicht ergeht es uns Menschen ähnlich den Computern (geboren aus menschlichem Geist!) : Wir programmieren in unserem Leben unser Lebensprogramm - unser Lebensziel - und gehen danach unseren Weg, ohne später viel oder überhaupt darüber nachdenken zu müssen; denn unser "Computer" arbeitet für uns. Er steuert das 'Ziel', das wir inzwischen vergessen haben, geradezu an. Wir bauen andere Nebenziele ein. Sind diese Nebenziele unserem programmiertem Ziel entgegengesetzt, kommt es zum Konflikt, denn unser Körper (vom Computer geleitet) steuert das vergessene Ziel weiterhin an. Wir sind überanstrengt und leiden. Die Ursache unseres Leidens suchen wir in unserer Umwelt. Wir 'zäumen das Pferd von hinten auf', wir suchen den Grund des Leidens im Körper und geben diesem die Schuld, obwohl der Geist der eigentliche 'Übeltäter' ist! Es ist aber nicht so, daß unser Computer uns nicht warnte! Er meldet sich als die 'innere Stimme'.
Traurig und irreversibel sind die Ereignisse, die sich in plötzlichem Tode bemerkbar machen.
Wenn man die geistigen Ursachen der 'chronischen' Krankheiten beobachtet, kann man immer wieder feststellen, daß Entscheidungsschwierigkeiten deshalb auftreten, weil wir ungern auf etwas verzichten. Aber die Umwelt zwingt uns mitunter zum Verzicht, was manchmal unser 'Glück' ist.

III. DIE GEISTIGE ENTWICKLUNG ALS FAKTOR FÜR KRANKHEIT :

Der Mensch ist ein Individuum, d.h. er ist in seiner Einheit von Körper - Seele - Geist untrennbar. Ebensowenig ist er von seiner Umwelt trennbar. Zwischen ihm und seiner Umwelt besteht ein dauernder Austausch von Wirkungen und Wechselwirkungen. Dieselben Gesetze, die in unserer Umwelt wirksam sind, gelten auch für den Menschen. Man kann ihn als 'Mikrokosmos' im 'Makrokosmos' bezeichnen.
Auch in der Entwicklung des Menschen spiegelt sich die Entwicklung der Umwelt vom 'Einzeller' bis zum Individuum, das er heute darstellt, wider.
Wenn sich die Entwicklung des Menschen auf körperlicher Ebene nachvollziehen läßt, warum nicht auch auf geistiger? Ich möchte mich hier auf die geistige Entwicklung konzentrieren.

Unser Leben ist in vier Hauptabschnitte, die mehr oder weniger fließend ineinander übergehen, aufgeteilt:
1. Kindheit - 2. Jugend - 3. Geschlechtsreife - 4. Reife
1. In der Kindheit besteht die Entwicklung hauptsächlich im 'Nehmen' - das Kind lernt: Wie und wo schöpft man Kräfte, wie schützt man diese Kräfte und wie und wo gibt man diese Kräfte wieder frei. Die 'Lebensschule' des Kindes sind die Familie - die Eltern, Geschwister, Großeltern, nächste Verwandte - die Nachbarn, der Freundeskreis der Eltern und Geschwister. In dieser Entwicklungsperiode wird der 'Computer' programmiert. Es wird festgelegt, wie und wo das Kind später seine Kräfte finden und schützen und freigeben wird - ob im Kreise der Familie oder in der Gesellschaft - im Berufsleben.

2. In der Jugend wird dieser Prozeß intensiviert. Die Schule fördert die schon in der Kindheit geweckte Wißbegier und erschließt neue Gebiete, wo der Mensch Kräfte schöpfen kann. Gleichzeitig lernt der junge Mensch seine 'aufge-

nommenen' Kräfte umzusetzen und wieder 'abzugeben'. Das geschieht in Form von Hausaufgaben, Prüfungen, Klausuren.

Während dieser Entwicklungsphasen treten die häufigsten Störungen und Blockaden auf.
Der Erwachsene hat seine Erfahrungen in seinem Leben gemacht und ist überzeugt, daß seine Ansichten, Meinungen, sein Verhalten 'richtig' sind. Er möchte dieses Wissen seinen Kindern vermitteln. Er 'erzieht' sie in seinem Sinne. Das Kind ist sowohl körperlich als auch geistig den Erwachsenen unterlegen. Außerdem sind seine Probleme schon allein durch den Generationsunterschied und die gesellschaftliche Entwicklung andere als die seiner Erzieher. Es ist schon ein gewaltiger Unterschied, wie ein Kind der Nachkriegszeit seine Probleme bewältigte oder wie ein Kind der heutigen Zeit mit seinen Problemen fertig wird. Wenn der Erwachsene seine Ansichten dem Kinde aufzwingt, kommt das Kind in seiner Abhängigkeit in Konflikte.
Wie sich Probleme auf Gesundheit und Leben auswirken können, möchte ich anhand eines krassen Beispieles erzählen:
   Ein junges Mädchen wird von einer Mutter, die Sexualität als einen 'Trieb der Männer'- als etwas 'Lächerliches'- entwertet, und von einem Vater, der Sexualität als etwas 'Verbotenes' ansieht, in diesen Meinungen zur Sexualität erzogen. Als sie im Kindesalter bei 'Doktorspielen' erwischt wird, wird sie von der Mutter ausgelacht und vom Vater verachtet. Sie unterläßt diese Spiele mit dem Spielgefährten und spielt nun nur noch mit sich selbst. Im Laufe der Zeit vergrößern sich ihre kleinen Schamlippen. Sie werden größer als bei den anderen Mädchen. Der Konflikt über Sexualität äußert sich nun in Scham. Als sie später heiraten wollte, trieb sie ihre Scham zu einem Arzt. Er sollte sie von diesem 'Übel' befreien. Dieser willigte ein und operierte sie in seiner Praxis: Zu Hause kam es zu tödlichen Blutungen.

3. In der Geschlechtsreife besteht ein etwa ausgewogener Zustand von 'Nehmen' und 'Geben'.
In dieser Zeit herrschen die Probleme der Existenz- und Familiengründung vor. Konflikte können auftreten, wenn es bei diesen Problemen zu einer Unausgeglichenheit kommt.

In früheren Zeiten war die Familie und das Heim der Platz, wo die Frauen ihre Kräfte erhielten und verausgabten. In unserer Zeit ist es zusätzlich der Arbeitsbereich. Das führt in vielen Fällen zu Konflikten. Oft werden die Frauen durch Haushalt und Beruf überbelastet. Das 'Geben' überwiegt das 'Nehmen'.

4. In der Reife überwiegt das 'Geben' - vor allem im geistigen Sinne. Der reife Mensch hat seine Existenz aufgebaut und kann nun seine Kräfte für die Bewältigung seiner im Leben angesammelten Erfahrungen und den Umsatz dieser Erfahrungen nutzen. Er gibt dieses Wissen an die Jüngeren ab.

In dieser Periode kommt es sehr häufig zu Konflikten und Enttäuschungen. Berentung und die 'Kleinfamilie' führen zu Einsamkeit. Der alte Mensch kann sein Wissen nicht mehr 'anbringen' - er wird nicht mehr gefragt! Das führt zu schweren Konflikten, die meist nicht bewältigt werden können. Ein häufiger Ausweg ist dann die Krankheit.

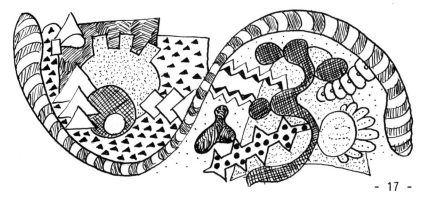

IV. GESTÖRTE ZWISCHENMENSCHLICHE BEZIEHUNGEN

ALS URSACHE FÜR KRANKHEIT :

Eine 'normale' zwischenmenschliche Beziehung besteht dann, wenn alle Partner dieser Beziehung (ob nun in Familie, Freundeskreis, Arbeitsbereich oder sonst irgendwo in der Gesellschaft) so miteinander umgehen, daß sich keiner vernachlässigt, verletzt, ausgenutzt, nicht ernst genommen oder gar entwertet fühlt.
Eine Beziehung unter diesen Bedingungen zu führen, ist sehr schwierig, weil einige Gesichtspunkte klar sein müssen:

1. In welcher Entwicklungsphase befinden sich die Partner?
2. Welche Funktionen hat jeder zu erfüllen?
3. Welches gemeinsame Ziel haben beide?
4. Welche eigenen Interessen hat jeder einzelne?

Unklarheit in diesen Fragen kann schon eine Störung in der Beziehung zur Folge haben.

Nehmen wir als Beispiel ein junges Liebespaar:
1. Beide befinden sich in der Ausbildung - im Übergang von der Jugend zur Geschlechtsreife.
2. Jeder muß noch lernen, wie und wo er seine Kräfte sammeln und abgeben kann.
3. Das gemeinsame Ziel ist die Freizeitgestaltung.
4. Die Interessen der Beiden stimmen teils überein, weichen aber auch voneinander ab.

Wenn nun das junge Mädchen als sein Ziel die Familienplanung hat, wird es dieses Ziel ansteuern, und seine Erwartungen an den jungen Mann werden entsprechend sein. Da das Ziel oft unbewußt oder nur teils bewußt ist, wird das Problem nicht angesprochen oder nur zaghaft. Das junge Mädchen wird sich aber

jedesmal ärgern, wenn das Verhalten des jungen Mannes der Familienplanung widerspricht. Ihr Ärger wird sich irgendwie und irgendwo äußern.
Gelingt es ihr dann, ihren Willen durchzusetzen, weil sie nun schwanger wird, sind die ersten Komplikationen vorprogrammiert. Das junge Paar wird überfordert sein, den entstehenden Anforderungen gewachsen zu sein. Die Folgen müssen nun auch von anderen Menschen getragen werden.

Ein anderes Beispiel - ein junges Ehepaar mit Kindern:
1. Beide befinden sich in der Geschlechtsreife.
2. Ihre Aufgabe besteht darin, ihr Wissen und ihre Erfahrungen anderen zu vermitteln, nämlich ihren Kindern. Gleichzeitig müssen sie ihre Existenz sichern. Der Mann ist berufstätig und hat somit zusätzliche Aufgaben.
3. Das gemeinsame Ziel ist die Aufzucht der Kinder, die Gestaltung eines gemeinsamen Lebens und die Vorbereitung auf den gemeinsamen Lebensabend.
4. Fußball ist das Hobby des Mannes, die Frau liebt den Tanz.

Der Alltag verläuft etwa folgendermaßen:
Der Mann geht tagsüber zur Arbeit. Die Frau versorgt Kinder und Haushalt. Seit Kinder im Hause sind, gibt es keinen Tanz mehr für die Frau. Der Mann besteht weiterhin auf seinem Fußball. Die junge Frau fühlt sich vernachlässigt und verlangt, daß ihr der Ehemann Hausarbeiten abnimmt und sich abends um die Erziehung der Kinder kümmert. Nun muß auch der Mann auf sein Hobby verzichten. Beide sind unzufrieden. Der Kampf um die Wahrung der eigenen Interessen beginnt.

Meine Erfahrungen haben gezeigt, daß gerade in dieser Periode die häufigsten Störungen auftreten. In unserer Zeit sind viele Frauen ebenfalls berufstätig. Das führt zu einer Veränderung in der Aufgabenverteilung, die sehr oft Schwierigkeiten bereitet, zumal die Berufstätigkeit der Frau nun eine zusätz-

liche Belastung für die Familie bedeutet. Das bedingt Einschränkungen, die ungern ertragen werden. Enttäuschung und aufkommende Wut sind die Folge und Ursache von Ehescheidung und Leid in der Familie. Erkennen dieses 'Teufelkreises' ist die einzige Möglichkeit für Veränderung der Situation.
Da in dieser Zeit die eigenen Interessen schon vernachlässigt werden, ist die nächste Periode - die der Reife - schon gefährdet. In der Reife sollte sich der Mensch mit dem Sinn des Lebens und speziell mit dem Tod auseinandersetzen. Aber viele Menschen verdrängen diese 'Arbeit' und möchten nun das nachholen, was sie in der vergangenen Zeit verpaßt zu haben glauben, oder sie wollen unbewußt noch einmal 'von vorn' anfangen und weigern sich, mit Würde alt zu werden. Einzige Beschäftigung bieten Fernsehen, Kreuzworträtsel und das Klammern an die Kinder oder ihre Krankheiten.

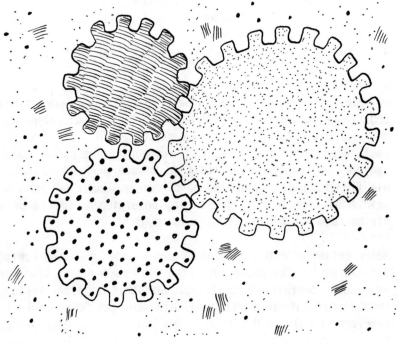

V. DIE ROLLE VON ÜBERTRAGUNG UND GEGENÜBERTRAGUNG :

Das Kind hat von Anfang seines Lebens an Bedürfnisse, die es mit den ihm zur Verfügung stehenden Möglichkeiten seiner Umwelt mitteilt. Diese Mitteilung beschränkt sich auf die Körpersprache, zumal das Kind ja noch nicht sprechen kann. Es agiert und reagiert mit Ruhe oder Unruhe, Lachen und Weinen, Temperaturschwankungen, Hautveränderungen u.a.
Da am Anfang seines Lebens sein Kontakt hauptsächlich zu erwachsenen, großen (körperlich größer als es selbst) Menschen besteht und es auf diese angewiesen ist, lernt es, wie Erwachsene auf seine Bedürfnisse reagieren und wie es selbst agieren muß, um seine Bedürfnisse erfüllt zu bekommen. Dieser Lernprozeß wird im Gehirn gespeichert.
Da aber zu Beginn des Lebens des Kindes, wenn es sehr aufnahmebereit ist, der Umgang mit denselben Menschen (Eltern, Geschwister usw.) sehr intensiv ist, werden diese Lernprozesse stark eingeprägt. Sie werden 'automatisch'. Sobald das Kind sprechen lernt, benutzt es nun beide Sprachen - die verbale und die Körpersprache, um seine Wünsche zu äußern. Werden die Bedürfnisse trotz der nun erlernten wörtlichen Sprache nicht befriedigt, verzichtet es auf diese und bleibt bei der 'automatisch' gelernten Körpersprache, die meist unbewußt abläuft. Mit zunehmendem Alter nimmt das Kind nun Kontakt zu anderen Menschen auf. Es 'überträgt' das gelernte Verhalten auf die neuen Partner. Diese verhalten sich wiederum in der ihnen eigenen in der Kindheit gelernten Weise. Die Kommunikation, die jetzt entsteht, nennt man 'Übertragung' und 'Gegenübertragung'. Man kann nun sehr gut verstehen, daß es sehr oft zu Mißverständnissen führen kann, wenn beide Partner das Sprechen verlernt haben.
Ein Beispiel:
Ein Kind erwacht aus dem Schlafe und fühlt sich allein. Es schreit. Die Mutter ist mit irgendeiner Tätigkeit so stark beschäftigt, daß sie erst zu dem Kinde geht, als sie das Schreien zu sehr stört. Sie glaubt vielleicht, daß das Kind

hungrig sei und gibt ihm die Flasche. Dem Kind wird im wahren Sinne des Wortes der Mund gestopft. Nach dem Füttern verläßt die Mutter wieder das Kind, um ihre Tätigkeit fortzusetzen. Wenn sich dieser Vorgang einige Male wiederholt, lernt das Kind: 'Wenn ich einsam bin, bekomme ich Essen!' Als Erwachsener reagiert dieser Mensch ähnlich, zumal er sich über diesen Vorgang keine Gedanken macht. Er handelt 'automatisch'. Das Bedürfnis nach Nähe bekommt einen 'Ersatz' - das Essen. Nun verliebt sich z.B. unsere 'Esserin aus Frust - bei Einsamkeit in einen Mann. Nehmen wir an, das Schicksal will es, daß dieser Mann folgendes Verhalten erlernt hat: Wenn er als Kind spielte und wurde von seiner Mutter in seinem Spiel unterbrochen, um eine Tätigkeit auszuführen, die ihm keinen Spaß bereitete, merkte er sehr bald, daß er von seiner Mutter unerreichbar wurde, wenn er außerhalb des Hauses spielte. Unsere Verliebten heiraten nun. Der Mann weiß, daß ihn am Abend zu Hause Pflichten erwarten, die ihm keinen Spaß machen. Er reagiert wie in früheren Zeiten bei der Mutter: Er kommt nicht oder sehr spät nach Hause. Wie er dieses Verhalten begründet, ist sehr unterschiedlich: Überstunden, Weiterbildung (er kann sich auch in sein Arbeitszimmer zurückziehen), nebenberufliche Beschäftigung, Stammtisch, Sport, Hobby, Beruf mit auswärtiger Tätigkeit u.v.a.m. Seine Frau fühlt sich einsam und ißt. Mit der Zeit wird sie dick und dicker, kann weniger im Haushalt tun. Er fühlt sich nun angesprochen, Hausarbeit zu tun, hat aber keine Lust. Der Teufelskreis von Übertragung und Gegenübertragung ist geschlossen.

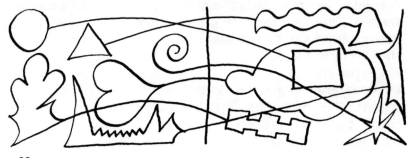

VI. DIE BEDEUTUNG DES LEBENSZIELES UND LEBENSSTILES :

Jeder Mensch hat in seinem Leben eine für ihn bestimmte Aufgabe , ein bestimmtes Ziel.
Der Lebensstil eines Menschen ist die Art und Weise, die dieser Mensch anwendet, um sein Ziel zu erreichen. Er verhält sich in jeder Lebenssituation seinem Stil gemäß - ob bei der Arbeit, bei Sport und Spiel, in seinen Beziehungen, in seinen Träumen oder in der Bewältigung von Problemen und Krankheit.
Das Ergebnis der Abläufe - das Resultat - zeigt das Ziel, das dieser Mensch hat.
Aufgabe und Ziel ganz allgemein für alle Menschen auf dieser Welt ist das LEBEN und der TOD.
Leider wird dies viel zu wenig bedacht, wenn man beobachtet, wie die Menschen mit sich selbst und mit anderen umgehen!

Den Mechanismus der Prägung des Lebensstiles habe ich schon im vorigen Kapitel beschrieben.
Da Bedürfnisse immer aus einer Mangellage entstehen, ist es für den Betreffenden notwendig, diese Mangellage zu kompensieren. Das geschieht über das gelernte, 'automatisch' gewordenen Verhalten. Das Kind und später der Erwachsene wird immer wieder auf die einfachste und am leichtesten durchzuführende Art und Weise versuchen, seine Bedürfnisse zu befriedigen. Das ist ein sehr komplizierter Vorgang, da Ängste und Schutzmechanismen gegen Widerstände in diesem Vorgang teils bewußt , teils unbewußt eingebaut werden. Mitunter kostet der Lebensstil eines Menschen sehr viel Kraft, die teilweise eingespart werden könnte, um für andere Dinge genutzt zu werden.
Deshalb ist es vorteilhaft, seinen Lebensstil zu erkennen.
Dabei helfen uns Erinnerungen aus unserer Kindheit, Träume, Auseinandersetzungen mit Freunden, Arbeitskollegen und Vorgesetzten, Planen und Durchführen eines Festes oder einer Reise,Analyse unseres Tagesablaufes u.v.a.m.

Beispiele, wie man einen Lebensstil analysieren kann:

1. Eine junge Frau kommt in meine Sprechstunde, weil sie von einem verheirateten Mann schwanger geworden ist. An eine Ehe ist nicht zu denken, zumal sie die Beziehung beendet hat.
Erinnerung aus ihrer Kindheit:
Als Kind wünschte sie sich einen Spielzeughund. Ihre Eltern erfüllten ihr diesen Wunsch. Allerdings entsprach der Hund nicht ihren Erwartungen. Die Spielzeuge ihrer Geschwister dagegen gefielen ihr. Trotzdem freute sie sich über den Hund. Sie besitzt ihn noch heute.
Analyse der Kindheitserinnerung:
Sie wünscht sich etwas, das ihr andere besorgen.
Das Geschenk entspricht nicht ihren Vorstellungen.
Sie behält das Geschenk ihr ganzes Leben lang.
Jetzt ergeht es ihr wie in der Kindheit:
Sie wünscht sich etwas von dem Mann - sie bekommt ein Kind. Das entspricht nicht ganz ihren Vorstellungen. Sie behält es.
Zusammenfassend kann in diesem Fall gesagt werden: Sie hat Angst, allein zu sein. Sie will einen Menschen für immer bei sich haben (Isolationsangst - typisch für mehr depressiv geprägte Persönlichkeiten).

2. Ein Traum:
Eine junge Frau hatte als Kind oft einen Alptraum:
Sie sitzt zu Weihnachten zusammen mit ihrer älteren Schwester unter dem Tannenbaum. Plötzlich fängt die Gardine Feuer. Das Feuer greift auf die Haare ihrer Schwester über, um die sie sie schon immer beneidet hat. Sie wacht schweißgebadet auf.
Analyse:
Dinge, die sie nicht besitzen kann, zerstört sie. Danach hat sie ein schlechtes Gewissen (Existenzangst - typisch für mehr schizoid geprägte Persönlichkeiten).

Kraftraubend sind diese Lebenstile, wenn sie sich dauernd wiederholen. Wenn ein und dasselbe Verhalten (z.B. ein Tic) immer wieder gebraucht wird, so spricht man von Zwanghaftigkeit. Wendet man verschiedene Methoden für das Erreichen seiner Ziele an - von Hysterie.

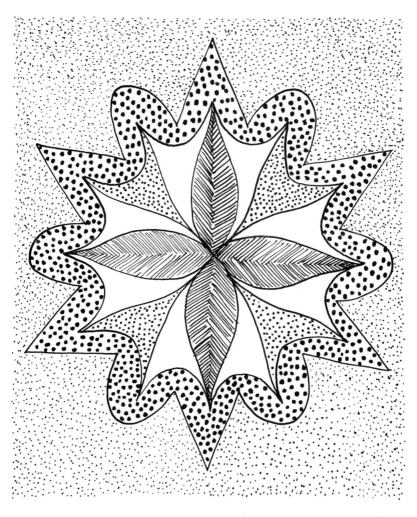

VII. DIE ORGANSPRACHE BEI KRANKHEIT -

HINWEIS AUF VERDRÄNGTE PROBLEME MIT BESTIMMTER AUSSAGE :

Die Sprache ist der Vermittler zwischen uns und unserer Umwelt.
Wir kennen die Sprache in Wort und Schrift und die Körpersprache. Die Körpersprache teilt sich nochmals auf in:
1. Körpersprache, die sich in Mimik, Gestik und Körperhaltung und
2. Organsprache, die sich in veränderter Funktion, verändertem Gefühl und veränderter Gestalt bemerkbar macht.

Die Einheitlichkeit der Sprache - Wort, Körpersprache und Organsprache - ist genau so wenig trennbar wie Körper, Seele und Geist des Individuums.

Wie oft geschieht es, daß wir unsere Mitmenschen der Lüge bezichtigen. Das passiert aber nur, weil wir die verbale Sprache ohne die Körpersprache beurteilen. Aber die verbale Sprache ist nur der Vermittler unseres Bewußtseins, während die Körpersprache hauptsächlich Ausdruck unseres Unterbewußtseins ist.
Bewußtsein und Unterbewußtsein lassen sich ebenfalls nicht trennen. Sie sind Ausdruck unterschiedlicher und gleichzeitiger Empfindungen, bzw. Gedanken. Ich sage unterschiedlicher, gleichzeitiger Gedanken, weil die verbale Sprache oft der Körpersprache widerspricht. Wer hat es nicht schon erlebt, daß jemand mit Tränen in den Augen sagt: "Ich freue mich!"
Wenigstens zwei unterschiedliche Empfindungen müssen dieses Verhalten hervorgerufen haben: Freude und Trauer. Wir können dann nicht sagen, daß dieser Mensch lügt. Wir erkennen aber, daß seine Aussage zwiespältig ist. Der Grund für diese Zwiespältigkeit bleibt uns oft verborgen, weil wir uns nicht die Mühe machen oder die Zeit nehmen, uns über diese Vorgänge Gedanken zu machen.

Unsere Wissenschaft basiert auf Erfahrungen und Erkenntnissen, denen Vergleiche zugrunde liegen:
Wir vergleichen uns mit der uns umgebenden Natur. Wir bauen unsere Häuser, Transportmittel, Gebrauchsgegenstände, Instrumente, Werkzeuge, Spielzeuge, Kunswerke, Roboter, Computer nach den Vorbildern der uns umgebenden Natur und uns selbst, wenn auch nicht in dieser Perfektion, wie es der Körper kann.
Warum sollte man nur auf organischer Ebene und nicht auch auf geistiger Ebene Vergleiche anstellen?
Wenn wir unseren Körper mit der Gesellschaft vergleichen, finden wir alles wieder: Regierung = Gehirn / Wirtschaft = Verdauung / Transport und Verkehr = Nervensystem / Sicherheit und Ordnung = Immunsystem / Verteidigung und Angriff = Haut und Hautanhanggebilde mit Haaren, Zähnen, Nägeln, Drüsen etc. und Familie und Familienplanung = Sexualorgane. Jedes Organ und Organsystem beinhaltet in sich wiederum alle Systeme - so wie in einer Familie.

In der Natur gibt es keine Ungerechtigkeit. Die Natur sorgt für Ausgleich. Es herrscht das Gesetz der Polarität. Warum sollte es beim Menschen anders sein? Solange wir mit unserer Umwelt in Harmonie leben, ihr angepaßt sind, fühlen wir uns wohl. Wir sind ruhig und ausgeglichen.
Wenn wir durch irgendwelche Umstände in einer Funktion, die für uns wichtig ist in der Behauptung und Durchsetzung gegenüber unserer Umwelt, eingeschränkt oder gar gehindert werden, und wir dieses Problem verdrängen, weil im Moment ein anderes Problem wichtiger ist, dann wirkt das Gesetz des Ausgleiches und der Polarität:
Unser Unterbewußtsein übernimmt die 'vernachlässigte' Aufgabe und führt sie mit der gleichen Vollkommenheit durch - und das direkt an unserem Körper , an dem Organ bzw. Organsystem, das der Funktion in der Gesellschaft, in der Familie oder wo auch immer diese Tätigkeit ausgeübt wurde, entspricht.
(Wir sagen dann: " Wir fressen es in uns hinein".)

Die Kinder versuchen, sich gegen die 'Großen' durchzusetzen, die gleichzeitig ihre Vorbilder sind. Die körperliche Größe spielt eine entscheidende Rolle. Die Vorbilder sind meistens die Eltern - Mutter oder Vater.
Dazu einige Beispiele:
Die Fettsucht:
Wenn das 'Vorbild' eines Kindes sich im wahren Sinne des Wortes durchsetzte, indem es sich 'breit' machte (bei Gesprächen der Mittelpunkt war, die Wohnung mit seinen Gegenständen füllte, seine Freunde und Verwandten hauptsächlich die Familie besuchten, vielen Beschäftigungen nachging u.v.a.m.),dann wird sich das Kind später ähnlich verhalten. Kommt es dann in Situationen der Belastung und kann sich nicht mehr nach außen 'breit' machen, macht es sich körperlich breit - das Gewicht nimmt zu. Solch ein Mensch macht sich nach außen weiterhin dort 'breit', wo ihm keine Widerstände bereitet werden. Jetzt wird es verständlich, warum solche Menschen mit der Zeit z.B. 'unordentlich' werden - wir sagen dann: bequem, ruhiger, fauler...(Sie resignieren mit der Zeit.)
Die Magersucht:
Menschen, die unter Streßbedingungen abnehmen, haben gelernt sich durchzusetzen, wenn sie im wahren Sinne des Worte 'aufräumen'- 'wegräumen'. (Wer kennt nicht Menschen, die einen 'Putzfimmel' haben!) Wenn sich die Dinge, ob materiell, zwischenmenschlich oder geistig nicht 'wegräumen' lassen, dann räumt derjenige bei sich selbst auf.
Niedriger Blutdruck:
Für die Existenzgrundlage sorgen in der Kindheit die Eltern. Wächst ein Kind heran und erledigt seine Aufgaben nur unter Druck, dann wird es später, wenn es keinen Druck mehr bekommt, den eigenen Aufgaben nicht gewachsen sein - sein eigener Druck reicht nicht aus. (Ein klassisches Beispiel waren früher die Ohnmachten der jungen Bräute aus den 'gut situierten Häusern'.)

Bluthochdruck:
Menschen, die auf andere Druck ausüben müssen, um etwas von ihnen zu erhalten, bekommen hohen Blutdruck, wenn sie trotz des Druckes, den sie ausüben, ihr Ziel nicht erreichen. Menschen, die in ihrer Jugend niedrigen Blutdruck hatten, leiden später oft an hohem Blutdruck.

Durchfall:
Um die Existenz zu sichern, müssen viele Dinge geschaffen werden. Wird ein Mensch überfordert: trotz der vielen Dinge, die er schafft, kann er seine Bedürfnisse nicht erfüllen. Nun schafft sein Körper die vielen Dinge. (Oft erleben wir, daß Menschen an Durchfall leiden, wenn sie in südlichen Ländern Urlaub machen. Sie können dort noch soviel tun, sie werden die Sauberkeit des eigenen Heimes vermissen.)

Verstopfung:
Menschen leiden immer dann unter Verstopfung, wenn sich die Person, die für ihre Existenz sorgen soll, die die 'Dinge' schaffen soll, die für die Existenz notwendig sind, 'faul' verhält. (Oft ist diese Person in ihrem Arbeitsbereich gar nicht 'faul', sondern nur zu Hause. Aber wer weiß, ob sie später nicht auch im Arbeitsbereich 'faul' wird!)

Blutkrankheiten:
Das Blut allgemein ist unser 'Lebenssaft'. Unser gesamter Körper wird von diesem 'Saft' versorgt und am Leben erhalten. Über das Blut wird der Körper auch von schädlichen Stoffen befreit. Da die Funktionen des Blutes sehr vielseitig sind, werde ich sie im speziellen Teil dieses Buches näher beschreiben. Hier nur ein Beispiel:
Ein Abteilungsleiter eines Betriebes wird arbeitslos. Er ist durch Hausbau belastet. Im Betrieb war es seine Aufgabe, für einen 'ungestörten' Arbeitsablauf zu sorgen. Diese Funktion wird ihm genommen. Er erkrankt an Lymphdrüsenkrebs. (Die Lymphdrüsen beherbergen die Blutkörperchen, die für die Vernichtung von schädlichen Stoffen verantwortlich sind.)

VIII. GEFÜHLE - VORBOTEN DER KRANKHEIT :

Gefühle sind Ausdruck unseres Empfindens. Sie entstehen in der Wechselwirkung von Einflüssen der verschiedensten Kräfte aus unserer Umwelt auf uns - und unserem Widerstand gegen sie. Diese Wechselwirkung ruft eine Spannung in uns hervor, die wir, wenn wir ihrer bewußt werden, als Gefühle bezeichnen.
So wie Temperatur, Druck, Licht, Schall, Geruch, Strahlen etc. Gefühle erzeugen, so können auch Gedanken, die auf uns wirken, Gefühle wecken.
Ich habe oft erfahren, daß Menschen auf gleiche Einflüsse der Umwelt sehr unterschiedlich reagieren. Was den Einen zum Weinen bringt, macht den Anderen froh. Was passiert?
Nehmen wir als Beispiel den 'Diebstahl':
Ein Kind begehrt einen Gegenstand. Es wird ihn sich nehmen und sich seiner erfreuen. Dieser Prozeß wird unterbrochen, sobald eine andere Person oder eine andere Sache ihren Besitzanspruch geltend macht: Entweder gleich zu Beginn, wenn das Kind nach dem Gegenstand greift, oder wenn es diesen schon ergriffen hat und gerade beginnt, sich zu freuen, oder wenn es sich schon eine gewisse Zeit seiner erfreut hat. Die Reaktion des Kindes wird dementsprechend sein. Auf die Reaktion wirkt zusätzlich die Art und Weise, wie der andere sich verhält. Da das Kind immer etwas begehrt und nehmen will, macht es seine Erfahrungen im Umgang mit seinen Wünschen: Unter welchen Bedingungen es Befriedigung der einzelnen Bedürfnisse und Wünsche erfährt. Entscheidend sind Ergebnis, die angewandten Anstrengungen und der Zeitablauf. Verlaufen diese Prozesse häufig auf die gleiche oder ähnliche Art und Weise, so wird dies geprägt - es wird 'automatisch'. Kann ein Kind 'nehmen' ohne enttäuscht zu werden, wird es später 'nehmen', ohne zu fragen. Ein Kind dagegen, das schon beim 'Zugreifen' Schwierigkeiten empfand, wird später vielleicht gar nicht mehr bemerken, wenn es etwas wünscht

oder begehrt, damit es sich die Enttäuschung erspart. Ersteres Kind kann sich zum Dieb entwickeln, zweiteres wird vielleicht sogar einen Beruf wählen, um gegen Diebstahl zu kämpfen.
Unter welchen Bedingungen wir an die einzelnen Dinge des Lebens herangehen, ist unterschiedlich; insofern sind auch die Spannungen, bzw. die Gefühle sehr unterschiedlich. Wenn sie zu intensiv , d.h. sehr stark oder länger andauernd wirken , können sie unsere Kräfte kosten und somit Krankheiten verursachen. Unsere Wertung - positiv oder negativ - ist von diesem Prozeß unabhängig.

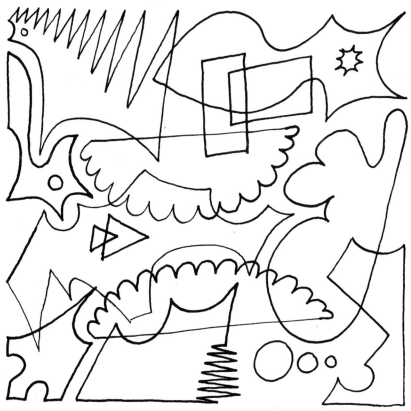

S P E Z I E L L E R   T E I L :

I. KRITERIEN DER KRANKHEIT :

1. Verstärkte momentane Belastung: Es gibt Zeiten, in denen wir sehr stark belastet sind. Die Belastungen müssen nicht negativer Art sein, ganz im Gegenteil: Sie können uns sehr viel Freude bereiten. Es gibt aber auch Belastungen, die längere Zeit andauern, wie z.B. Trennungen, Umzüge, Schwangerschaft, berufliche Veränderungen, Prüfungen etc.

2. Schwierigkeiten in dem Bereich, in dem man sich bisher behaupten konnte: Hier spielen die oben erwähnten Umstellungen eine Rolle. Wenn z.B. das Kind das Haus verläßt, entzieht es sich unserem Einfluß. Besonders stark ist der Verlußt unserer 'Macht' bei Berentung zu beobachten.

3. Entscheidungsschwierigkeiten: Diese treten besonders dann auf, wenn es um Berufswahl, bevorstehende Bindungen oder Trennungen von Familienmitgliedern, Freunden, Partnern oder materiellen Dingen geht. In diesen Bereich gehört auch das Akzeptieren der eigenen Vergänglichkeit während einer schweren Krankheit oder in den Jahren des Überganges von der Geschlechtsreife zur Reife. (Manche Menschen trennen sich von ihrer Familie und gründen noch einmal eine neue Familie.)

4. Das eigene Verhalten oder das des zuständigen Partners entspricht nicht der Entwicklungsphase, in der sich beide befinden. Wie häufig erlebt man, daß sich erwachsene Leute unselbständig wie kleine Kinder verhalten.

5. Die Problematik wird verdrängt, verläuft fast unbewußt.

A. ERKRANKUNGEN DER BRUST:

Die Brust ist ein Organ, dessen Funktion nicht dem eigenen Körper dient, sondern der Ernährung des Kindes. In unseren Breitengraden stillt die Frau ihr Kind zu Hause und nicht in der Öffentlichkeit. Noch vor Jahren war das Haus der wichtigste Wirkungskreis der Frau - es war ihr 'Heiligtum'. Ohne Haus können wir in unserem Klima nicht leben. Wenn man die Brust rein äußerlich mit dem Haus vergleicht, dann findet man eine enorme Ähnlichkeit. Auch von der Funktion her sind Haus und Brust fast identisch: Im Haus haben wir alles, was wir für unsere Ernährung für eine bestimmte Zeit benötigen - die Brust bietet dem Baby alles, was es für den Anfang seines Lebens zu seiner Ernährung braucht.

Wenn eine Frau oder ein junges Mädchen über Brustbeschwerden klagen, haben sie sehr häufig ein Problem mit dem 'Dach über dem Kopf'. Zumal sie aber während dieser Zeit mit anderen Dingen voll beschäftigt sind, verdrängen sie das Problem mit dem Haus, bzw. der Wohnung. Der Körper - die Brust - meldet sich auf seine Weise, in seiner Sprache.

Probleme, die verdrängt werden: Umzug in unmittelbarer oder nächster Zeit; Hausbau; Hauskauf und -verkauf; Renovierung; Möbelkauf; hohe Miete; Hypotheken; Schwierigkeiten mit Nachbarn oder Vermieter, die das Verbleiben in der Wohnung gefährden; Einzug eines neuen Mitgliedes in die Wohnung, die eine Beengung zur Folge haben und Veränderung hervorrufen können; Auszug aus der elterlichen Wohnung wegen Berufsausbildung etc.(Das ist ein sehr häufiger Grund für Spannungen in den Brüsten bei jungen Mädchen vor der Menstruationsblutung, zumal die Periode als Zeichen des Frauseins an eine eigene Hausgründung hinweist. Die Gedanken, daß der beginnende Lebensabschnitt sehr 'spannend' sein wird, werden auf die Brüste verdrängt!)

Bei manchen Frauen - bedingt durch die Entwicklung unserer Zeit - nimmt das Haus ihrer Arbeitsstätte die Stelle des ursprünglichen Hauses ein.

Die rechte Brust ist betroffen, wenn die Frau aktiv dazu beitragen muß, daß das Haus 'erhalten' wird oder bleibt.
Die linke Seite ist betroffen, wenn das Erhalten von anderen Menschen oder Dingen abhängig ist, oder wenn Verlust des Hauses droht, auch wenn sie das selbst bewirkt!

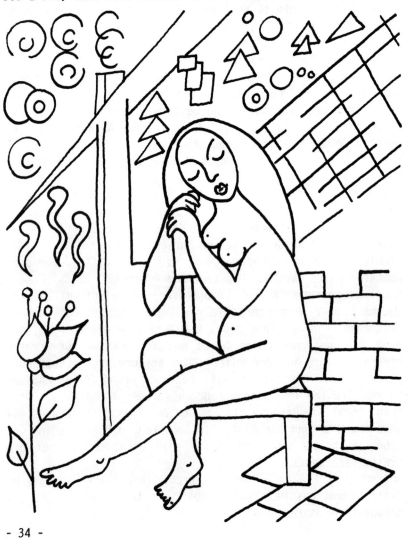

1. Beispiel:
Eine Schülerin kommt wegen Brustschmerzen links, die zehn Tage vor der Periode auftreten und mit der Menstruation wieder verschwinden. Sie hat diese Beschwerden seit zwei Monaten.
Als ich sie frage, ob sich irgend etwas daheim, in der Schule oder sonst irgendwo verändert habe, beginnt sie zu weinen. Vor zwei Monaten wurde ihre Mutter an der Schilddrüse operiert. Es wurde Krebs festgestellt. Seit zwei Tagen wisse sie, daß sie bestrahlt werden muß.
Ich frage das junge Mädchen, was wohl geschehen würde, wenn ihre Mutter stirbt. Sie weiß es nicht. Als ich ihr sage, daß die Brustschmerzen mit diesen Problemen in Zusammenhang stehen könnten, und daß die linke Seite betroffen ist, wenn man Angst hat, die Wohnung zu verlieren, erzählt sie:
Sie müsse noch drei Jahre zur Schule gehen. Danach wolle sie nach Frankreich als Au-pair-Mädchen gehen. Aber wenn der Mutter etwas passierte, würde sicher ihre ältere Schwester wieder nach Hause kommen, um sich um den Vater zu kümmern.
Sie selbst würde sich dann nicht mehr wohl zu Hause fühlen, da sie sich mit ihrer Schwester nie gut verstanden haben.
Nach zwei Monaten war der Knoten in der Brust verschwunden. Sie erzählte mir, daß sie mit ihrer Schwester gesprochen habe. Ihre Schwester denkt nicht daran, wieder nach Hause zurückzukehren.

2. Beispiel:
Eine 26jährige Frau kommt wegen Schmerzen und cystenartiger Veränderungen in der rechten Brust. Die Veränderungen bestehen seit drei Monaten. Seit dieser Zeit habe sich nichts verändert. Das Einzige sei die Arbeitslosigkeit ihres Freundes seit zwei Jahren. Seit drei Monaten äußert er den Wunsch, eine Umschulung zu machen. Das finde sie gut.
Ich sage ihr, daß meine Vermutung dahingeht, daß sie sich vielleicht Gedanken um die Wohnung macht. Sie erzählt:
Sie hätte beschlossen, mit ihrem Freund ein Haus in Portugal

zu kaufen. Das Geld dafür wollten sie sich gemeinsam ersparen. Seit er aber den Wunsch geäußert habe, die Umschulung zu machen, die sicher noch einige Zeit länger dauern werde, sehe sie ihren Traum für die nächste Zeit gefährdet. Sie allein werde es sicher nicht schaffen, das Geld für das Haus zu ersparen.

3. Beispiel:
Eine 23jährige Frau klagt über Brustschmerzen und cystische Veränderungen in beiden Brüsten seit ca zwei Jahren. Sie weiß kein Problem für diese Beschwerden zu benennen. Ich erkläre ihr den Zusammenhang zwischen Brust und Haus. Daraufhin berichtet sie:
Seit etwa zwei Jahren haben ihr Mann und sie den Gedanken, das elterliche Haus zu kaufen. Zur Zeit leben ihre Eltern und ihr jüngerer Bruder in dem Haus. Ihre ältere Schwester lebe in Süddeutschland, habe aber kein Interesse an dem Haus. Sie glaube, daß ihr Bruder das Haus einmal erben werde. Sie und ihr Mann wünschen aber, das Haus zu kaufen und den Bruder auszuzahlen. Sie hätten sich erkundigt und erfahren, daß dies nicht möglich sei. Trotzdem sei sie diesen Gedanken noch nicht losgeworden.

4. Beispiel:
Eine 19jährige Schülerin klagt seit sechs Wochen über Schmerzen in der rechten Brust.
Seit sechs Wochen liegt ihre Mtter wegen Unterleibskrebs im Krankenhaus. Sie versorgt den Haushalt. Als ich versuche, den Zusammenhang zwischen Brust und Haus zu suchen, fällt ihr folgendes ein:
Die Wohnung sei gemietet. Sie habe aber kein Interesse, ein Haus zu kaufen. Zur Zeit hege sie auch keinen Gedanken, die elterliche Wohnung zu verlassen. Das Einzige, was sie belaste, sei der Haushalt. Sie lasse vieles liegen. Als ich sie auffordere, dies bis zum Ende durchzuspielen, meint sie:
" Stimmt ! Wenn ich alles verkommen lasse, muß ich dann noch

mehr arbeiten, um alles wieder in Ordnung zu bekommen."

5. Beispiel:
Eine 39jährige Hausfrau mit zwei Kindern aus zweiter Ehe wurde vor 14 Jahren an beiden Brüsten wegen Gewebsveränderungen operiert. Seit Anfang des Jahres klagt sie über dergleichen Beschwerden in der rechten Brust. Aus der Brust sondert sich blutiges Sekret ab.
Auf meine Frage nach einem Zusammenhang zwischen Brust und Haus erfahre ich folgendes:
Ihre Eltern haben Ende der 60er Jahre ein Haus gekauft. Sie wollte auch immer ein Haus besitzen. 1974 war sie mit einem Alkoholiker verheiratet. Sein Lebenswandel führte sie beide in finanzielle Schwierigkeiten. Sie sah keine andere Lösung, der drohenden finanziellen Katastrophe zu entkommen, als sich scheiden zu lassen. Nach der Operation habe sie einen Zusammenhang zwischen ihrer Krankheit und ihrer Situation geahnt. Sie ließ sich deshalb scheiden.
Mit ihrem zweiten Mann verstehe sie sich sehr gut. Sie haben zwei gesunde Kinder. Sie sei sorgenfrei und glücklich. Ihr Mann sei fleißig und gut. Sie liebt ihn. Jetzt wundere sie sich über den Ausbruch der Krankheit. Ich erkläre ihr den Zusammenhang. Daraufhin läßt sie mich folgendes wissen:
Vor vier Jahren hatten sie Kontakt zu einer älteren, alleinstehenden Dame. Ihr Mann half ihr bei der Gartenarbeit. Diese Frau hatte einen entfernten Neffen, zu dem kein Kontakt bestand.
Anfang des Jahres eröffnete die Frau den Beiden, daß sie ihnen ihr Haus vererben möchte. Sie erkundigte sich nach der Rechtslage und erfuhr, daß dies Schwierigkeiten bereiten werde. Um diese zu umgehen, bot sie ihnen das Haus zu einem sehr günstigen Preis an. Aber die ganze Angelegenheit hatte einen 'Haken'. Im Haus war eine Einliegerwohnung, in welche die Frau einziehen wollte. Die Patientin befürchtete insgeheim, daß sie die alte Dame pflegen müßte, wenn dies irgendwann anstünde. Sie hatte Angst, den Anforderungen nicht gewachsen zu

sein.
Im Oktober starb die alte Frau. Sie hat ihnen ihr Haus vererbt. Nun meldet der Neffe seine Ansprüche an. Er streitet das Testament an. Er beansprucht das Haus für sich. Da er aber selbst nicht darin wohnen möchte, ist er bereit, ihnen das Haus zu verkaufen. Der geforderte Preis ist weit höher als der Preis, den damals die alte Frau im Sinn hatte. Jetzt befürchtet die Patientin, daß aus dem Haus nichts wird.

6. Beispiel:
Eine 52jährige Witwe, Hausfrau und Mutter von drei Töchtern ist mir seit 1980 bekannt. Sie wurde damals wegen Brustkrebs in der rechten Brust opriert. Im Januar 1985 entwickelte sich innerhalb weniger Wochen ein Brustkrebs in der linken Brust. Seit dem Herbst 1987 ist der linke Arm infolge Lymphstaus geschwollen.
Ihre Geschichte:
Vor ihrer Krankheit erkrankte ihr Mann nach drei Herzinfarkten an einer Lähmung, die ihn vorzeitig in den Ruhestand versetzte. Dieser Umstand bereitete der Familie finanzielle Schwierigkeiten. Als die älteste Tochter die Schule beendete, erhoffte sich die Mutter eine Erleichterung dadurch, daß die Tochter bei ihrer Berufsausbildung etwas zur finanziellen Unterstützung der Familie beitragen könnte. Leider fand die Tochter keine Lehrstelle. Die Mutter arbeitete zwar auch nebenbei, aber das reichte nicht aus. Sie sah keine Lösung für dieses Problem. Zu dieser Zeit erkrankte sie.
1984 beendete die zweite Tochter die Schule. Auch diese konnte keine Lehrstelle finden. Inzwischen hatte die Älteste das Haus verlassen. Das Problem war nicht ganz so groß. Im Dezember des Jahres starb der Ehemann. Zu dieser Zeit war die Affäre mit der 'NEUEN HEIMAT'. Die Familie hatte bei dieser Gesellschaft gemietet. Man verlangte von der Witwe "150.000,-DM glatt auf den Tisch! Woher sollte ich bei 1.100,-DM Rente das Geld haben?" fragte mich Frau S. Im Januar 1985 bemerkte sie die Geschwulst in der linken Brust.

Heute sagt sie: "Ich habe immer alles 'runtergeschluckt'. Ich konnte meine Schnauze nicht aufmachen. Heute bin ich nicht mehr so zurückhaltend wie früher, als ich mich nervlich und seelisch wie gelähmt fühlte. Ich merke richtig, wie ich meine Kräfte verausgabte."
Seit einem Jahr hat Frau S. einen neuen Partner, mit dem sie sich gut versteht, der sie anhört und mit dem sie über alle Probleme sprechen kann. Sie ist zu ihm gezogen. Als wir das Problem ihres geschwollenen Armes ansprechen, sagt sie: "Ich weiß, wenn er seinen 'schützenden Arm' nicht mehr um mich legen kann und wenn ihm etwas passiert, dann sieht meine Lage sehr schlecht aus."
(Ich verdanke es nicht zuletzt Frau S., daß mir die Idee der gezielten Organsprache kam.)

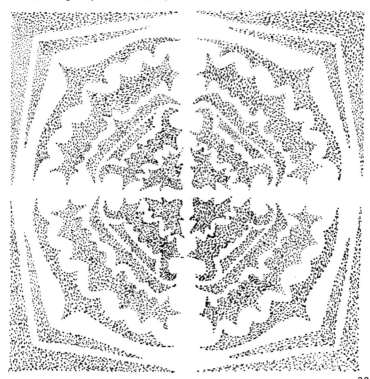

B . ERKRANKUNGEN DER SCHAM :

In unseren Kulturkreisen heißt die Scham nicht umsonst - Scham. Dieser Teil des Körpers ist auch das 'entscheidende' Organ, das die beiden Geschlechter unterscheidet. Da das Kind ein sehr guter Beobachter ist, stellt es die feinste Disharmonie zwischen den Eltern fest. In seiner Abhängigkeit von ihnen ergreift es immer Partei für denjenigen, der ihm selbst die meiste Freiheit gewährt.
Die Scham verkörpert die geschlechtliche Freiheit. (Ich meine hier nicht die sexuelle Freiheit, obwohl diese sehr eng an die geschlechtliche gebunden wird.) Ein freier Mensch wird sich ungezwungen an seine Umgebung anpassen können. In unseren Kulturkreisen ist die Scham meist bedeckt - unabhängig von den klimatischen Bedingungen. Mit der Entwicklung zur Gleichberechtigung zwischen den beiden Geschlechtern veränderte sich in den letzten Jahrzehnten auch die Einstellung zu diesem Organ. Besonders deutlich wurde mir die Beziehung zwischen Scham und Freiheit im Orient. Dort werden die Knaben und in manchen Gegenden auch die Mädchen beschnitten. Dieser Ritus wird durch die Entfernung der Schambehaarung ein Leben lang beibehalten.
Die Organsprache einer gesunden Scham verdeutlicht, daß der Mensch in der Beziehung der beiden Geschlechter zueinander keine Probleme hat, daß für ihn Mann und Frau gleichberechtigt und gleichwertig sind.
(Als die Römer in unsere Gebiete eindrangen, empörte sie das gemeinsame Bad von nackten Knaben und Mädchen. Damals waren unsere Vorfahren noch freie Völker - Mann und Frau arbeiteten Hand in Hand.)
Ich habe die Beobachtung gemacht, daß Frauen und junge Mädchen an der Scham chronisch erkranken, wenn die Beziehung ihrer Eltern gestört war. Sehr deutlich ist diese Problematik bei den andauernden Hauterkrankungen der Scham.
Ich möchte in diesem Zusammenhang einige Beispiele, die zu der Einstellung von Ungleichheit zwischen Mann und Frau und

somit zu Erkrankungen der Scham führen können, nennen:
Tod eines Elternteiles, Scheidung der Eltern, berufliche Abwesenheit eines Elternteiles über längere Zeit, 'Untreue' eines Elternteiles, Vernachlässigung eines Elternteiles durch den anderen - indem andere Personen oder Dinge bevorzugt werden, zu enge Beziehung der Eltern zueinander - sie läßt dem einen oder anderen keinen Freiraum, dauernde Disharmonie und Streitigkeiten, häufige und chronische Krankheiten eines Elternteiles, Unterdrückung und Ausbeutung des einen durch den anderen u.a.

Die Erkrankung tritt sehr oft in den kritischen Lebenssituationen auf (Übergang zur Geschlechtsreife und zur Reife) und in jeder Situation, bei der Ungerechtigkeit zwischen Mann und Frau - Junge und Mädchen - empfunden wird.

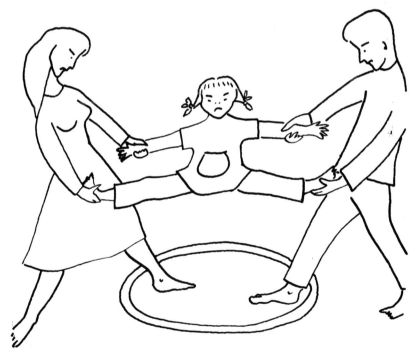

1. Beispiel:
> Eine 24jährige Hausfrau kommt wegen einer Entzündung der Scham. Sie fühlt sich geschwächt. Nachts verfolgen sie Alpträume:
>> Ihr Mann geht 'fremd', wobei sie zuschaut. Sie regt sich fürchterlich darüber auf, während er sich so verhält, als wäre nichts geschehen.

Sie glaubt, daß sie diese Träume nicht grundlos befallen. Sie spricht dann mit ihrem Mann darüber, was zu heftigen Auseinandersetzungen führt. Sie ist sehr eifersüchtig auf ihren Mann, der das nicht begreifen kann. Sie habe aber ihre Gründe für diese Eifersucht: Ihr Mann hat früher mit ihrer Freundin geflirtet.

Zu ihrer Familiengeschichte:
Sie ist die einzige Tochter. Als sie zwei Jahre alt war, wurde ihre Mutter erneut schwanger. Ihr Vater wollte keine Kinder mehr und verlangte, daß die Mutter die Schwangerschaft abtreiben ließ. Ihre Mutter hat ihm dies nie verziehen. Die Ehe der Eltern war zerrüttet. Es kam zu häufigen Handgreiflichkeiten - der Vater schlug die Mutter. Nach zwölf Jahren ließ sich ihre Mutter scheiden. Sie sagte ihrer Tochter, daß sie die Ehe nur ihretwegen so lange aufrechterhalten habe.

2. Beispiel:
> Eine 21jährige, ledige Berufstätige kommt wegen eines Ekzems an der Scham. Sie berichtet über ihr Leben:

Die Ehe der Eltern ist gescheitert. Der Vater war sehr jähzornig und schlug ihre Mutter. Die Mutter hatte einen Freund. Als sie während der Schulzeit nach einem Sommerurlaub nach Hause zurückkehrte, hatte sich die Mutter vom Vater getrennt und war mit dem jüngeren Sohn zu ihrem Freund gezogen. Für unsere Patientin war in der Wohnung des Freundes kein Platz. So blieb sie bei ihrem Vater, mit dem sie sich nicht sehr gut verstand. Er wechselte oft seine Freundinnen, die sie nicht leiden konnte. So beschloß sie, sich eine eigene Wohnung zu

mieten. Damals erkrankte sie an Bulimie. (Freßsucht mit anschließendem, selbst herbeigeführtem Erbrechen)
Bald lernte sie einen 'Jungen' kennen, mit dem sie sich sehr häufig gestritten hat. Die Freundschaft ging bald in die Brüche. Sie sagt: "Die Jungen, die ich mag, schenken mir keine Beachtung. Die Jungen, die mich mögen, mag ich wieder nicht."
Nach Beendigung der Freundschaft besucht sie einen Jazz - Tanzkursus. Sie verliebt sich in die Tanzlehrerin und ist eifersüchtig auf die anderen Schülerinnen. Als sie erfährt, daß die Tanzlehrerin einen Freund hat, bricht bei ihr das Ekzem aus.
Wir führten sehr oft Gespräche. Die Beschwerden ließen nach. Nach einigen Wochen erlitt sie ein Rezidiv. Inzwischen war sie eine Liebesbeziehung eingegangen. Aber der Liebhaber wünschte nicht, daß ihre Beziehung bekannt würde. In der Gesellschaft verhält er sich so, als ob er sie nur flüchtig kenne. Sie kennt den Grund für dieses Verhalten nicht und ärgert sich darüber.

3. Beispiel:

Eine 73jährige Witwe leidet an atrophischen, stark juckenden Hautveränderungen der Scham. Die Beschwerden traten etwa zu der Zeit auf, als ihr Mann erkrankte und verschlimmerten sich nach seinem Tode. Sie lebt nun allein. Ihre drei Kinder und deren Familien sieht sie regelmäßig.
Sie erzählt aus ihrem Leben:
Sie selbst kannte ihren Vater nicht. Er war gestorben, als ihre Mutter mit ihr schwanger war. Ihre Großeltern haben sich um sie gekümmert, weil ihre Mutter arbeiten ging. Sie hat sehr wenig von ihr gehabt. Ihre Liebe galt ihrem Großvater. Dieser war sehr jähzornig und streng. Die Großmutter war sehr zart und kränklich, 'hatte aber die Hosen an', denn letztlich machten alle, was sie wollte.

C . ERKRANKUNGEN DER SCHEIDE :

Wenn man im Herkunftswörterbuch des Duden das Wort LIEBE sucht, kann man Folgendes finden: Das Wort 'lieb' geht in den indogermanischen Sprachen auf eine Wurzel leubh- "lieb, gern haben, begehren" zurück. Das Wort Libido kommt von dem Wort libere - "belieben, gefällig sein" und heißt übersetzt "Begierde (Geschlechtstrieb)". Aus dem germanischen Sprachbereich gehören zu dieser Wurzel ferner die Sippen von - loben, erlauben und glauben.
Ohne Liebe können wir nicht leben. Gleich zu Beginn unseres Lebens beginnen wir, sie zu erfahren. Wir werden mit Liebe erzogen : Sie wird uns gegeben und entzogen, wir selbst haben sie in uns. Wir können sie anderen geben oder auch nicht. Sie ist der Maßstab für unser Glück: Denn wenn wir etwas lieben oder begehren und uns dieses verweigert wird, sind wir enttäuscht und gekränkt.
Die Scheide ist das Organ des weiblichen Körpers, über das hauptsächlich die sexuelle Liebe ausgetauscht wird. Leider machen wir uns viel zu wenig Gedanken über die Liebe. Es wird oft nicht differenziert zwischen sexueller Liebe und der Liebe zwischen den Menschen überhaupt - egal ob Mann, Frau oder Kind . Es ist schon ein Unterschied zwischen sexueller Liebe, 'Bruderliebe' und spiritueller Liebe.
Wenn wir uns einen Lebenspartner suchen, dann wünschen wir uns einen idealen Partner, den wir sowohl körperlich, als auch seelisch und geistig lieben möchten. Solch einen Partner zu finden, ist fast unmöglich. Unsere Vorfahren hatten es in dieser Beziehung einfacher: Das Weib ließ den starken Mann an sich heran. Und stark war der Mann, der die besten Felle von der Jagd nach Hause brachte. Aber vieleicht steckt noch viel mehr in diesem Auswahlverhalten in uns als wir glauben. Heutzutage müssen sich die Männer nicht mehr im Kampf mit wilden Tieren behaupten, dafür aber im Kampf am Arbeitsplatz, wo sie ihr Geld verdienen. Wenn bei unseren Vorfahren ein

Jäger dem Kampf erlag, hat seine Geliebte sicherlich getrauert und geweint. Warum sollte es heute anders sein? Wenn ein Mann nicht genügend Geld nach Hause bringt, um die Bedürfnisse seiner Frau zu befriedigen, ist sie wahrscheinlich auch traurig. Unsere Einstellung heutzutage erlaubt es aber nicht, uns einzugestehen, daß wir traurig sind, wenn uns kein Mann die 'Felle' bringt, die wir gern hätten. Wir arbeiten selbst, wir 'gehen auf die Jagd'. Wenn wir eigentlich weinen möchten, diesen Gefühlsausbruch aber verdrängen, dann macht es für uns die Scheide. (Die häufigste Erkrankung der Scheide ist Ausfluß.)

Situationen, in denen Scheidenerkrankungen auftreten können:
1. Situationen, die durch den Partner bedingt sind:
   Räumliche Abwesenheit des Partners über längere Zeit
   Zeitliche Abwesenheit des Partners (durch Beruf oder andere Beschäftigungen bedingt)
   Geistige Abwesenheit des Partners
   Krankheit des Partners
   Impotenz im direkten Sinne oder im existenziellen Sinne
2. Situationen, die in der eigenen Verhaltensweise begründet sind:
   Die Leidende hat keinen Partner, der ihre Bedürfnisse befriedigt.
   Angst, den Partner zu verlieren, wenn man ihm nicht gerecht wird. Dadurch verzichtet man auf andere Dinge, die einem Spaß und Freude machen könnten, über welche man Zuwendung erhalten könnte.

Zusammenfassend kann gesagt werden, daß Scheidenentzündungen dann auftreten, wenn unbewußt die Angst besteht, daß der Mann, der für die Befriedigung der eigenen Bedürfnisse auserwählt ist, diesen Anforderungen im Moment oder überhaupt nicht nachkommt. (Das Unterbewußtsein kennt keine Zukunft oder Hoffnung, es reagiert im Moment!)

1. Beispiel:
   Ein 19jähriges junges Mädchen kommt wegen einer Pilzinfektion der Scheide, die sich oft wiederholt.
Ihre Situation:
Sie lebt bei den Eltern, mit denen sie sich gut versteht. Sie hat keine Probleme - weder beruflich noch privat. Die Pilzinfektionen treten meist dann auf, wenn sie beruflichen Streß hat und am Wochenanfang.
Der Freund ist bei der Bundeswehr. Er kommt am Freitag und fährt wieder am Sonntagabend weg. Die Beziehungen zu ihren alten Freunden und Freundinnen kann sie, seit sie den Freund hat, nicht mehr so intensiv pflegen wie früher. Während der Abwesenheit ihres Freundes empfindet sie Langeweile. Jeden Abend telephoniert sie mit ihm. Entweder ruft sie an , oder er ruft an. Eine bestimmte Zeit ist nicht ausgemacht. Im Laufe unseres Gespräches stellt sie fest, daß sie ihre früheren Freundschaften seinetwegen vernachlässigt hat, weil sie annahm, daß es ihm vielleicht nicht gefallen würde, wenn sie weiterhin die alten Kontakte aufrechterhielte. Gesprochen hat sie aber nicht mit ihm über dieses Problem, weil es ihr gar nicht bewußt war. Sie beschließt nun, mit ihm eine bestimmte Zeit für die Telephonate zu vereinbaren, um am Abend nach der Arbeit auch wieder Zeit für ihren Freundeskreis zu haben.
Ein Jahr nach diesem Gespräch kommt sie erneut wegen einer bakteriellen Scheidenentzündung in meine Praxis und sagt: "Damals, als mein Freund bei der Bundeswehr war, war mir die seelische Ursache der Infektion klar. Aber heute gibt es keinen Grund in der 'Psyche'! Wir haben Urlaub und richten uns momentan eine Wohnung ein. Ich habe also keinen Streß."
Als ich sie frage, was sie am Tage des Auftretens der Beschwerden gemacht habe, erzählt sie:
Sie habe sich allerdings über die Vermieterin der neuen Wohnung sehr aufgeregt. Jene verkauft Tapeten und sie fühlten sich gezwungen, die Tapeten für ihre Wohnung bei ihr zu kaufen. Das haben sie auch getan. Aber der geforderte Preis sei

höher als in anderen Geschäften. Darüber habe sie sich geärgert. Wir versuchen zu ergründen, warum sie deshalb die Infektion bekam. Es stellt sich heraus, daß sie es am liebsten hätte, wenn sie nicht auf andere Leute angewiesen seien, eine eigene Wohnung hätten. Dann brauchten sie auch nicht gezwungenermaßen teure Tapeten zu kaufen. Aber ihr Freund hat keine eigene Wohnung und auch nicht so viel Geld. Sie sagt: "Woher soll er das Geld nehmen? Seine Eltern haben es nicht, und er hat gar kein Geld, denn er hat ja gerade die Bundeswehr beendet."

2. Beispiel:
Eine 21jährige junge Frau hat seit zwei Tagen eine Pilzinfektion der Scheide.
Ihre Geschichte:
Sie war am Wochenende mit ihrem Freund bei seinen Eltern. Sie hat ferngesehen, sich aber gelangweilt. Er hat seinem Vater bei irgendwelchen Handarbeiten geholfen.
Ich frage sie, was sie früher in dieser Zeit getan habe. Sie sagt: "Sport, Treffen mit der Clique, aber das habe ich wegen meines Freundes aufgegeben. Schließlich liebe ich ihn, wir wollen bald heiraten. Außerdem war er schon immer auf meine Clique eifersüchtig."

3. Beispiel:
Eine 23jährige Patientin ist an einer Trichomonadeninfektion erkrankt.
Ihre Situation:
Sie wohnt bei ihren Eltern. Den Urlaub verbrachte sie in Spanien. Dort lernte sie einen jungen Mann kennen, in den sie sich verliebte. Sie hat aber hier einen Freund, der sehr gut und zuverlässig ist. Sie hat nun ihm gegenüber ein 'schlechtes Gewissen'. Sie weiß nicht, was sie tun soll. Den Freund möchte sie nicht kränken, und den anderen jungen Mann möchte sie auch nicht missen.

4. Beispiel:
Eine 30jährige Mutter von zwei Kindern kommt in die Sprechstunde auf Wunsch ihres Mannes. Er glaubt, sie habe ihn angesteckt. Er hat eine Trichomonadeninfektion. Wir stellen durch die Untersuchung fest, daß sie an einer Pilzinfektion erkrankt ist.
Ihre Geschichte:
Ihr Ehemann hat eine außereheliche Beziehung. Unsere Patientin war mit dieser Frau befreundet. Nun haben sie und ihr Mann ein Haus gekauft. Ihr Mann wünscht, daß sie mit den Kindern im Hause bleibt, während er und seine Freundin eine andere Wohnung in diesem Haus beziehen wollen.
Sie weiß nicht, was sie tun soll. Sie liebt ihren Mann und kann ihm verzeihen. Sie wünscht, daß er bei ihr bleibt. Sie kann sich selbst nicht verstehen und braucht Hilfe.
Ich frage sie, ob sie sich an ein Spielzeug aus ihrer Kindheit erinnern kann, wie sie es erworben habe, wie sie damit umgegangen sei und was daraus geworden sei. Sie erzählt: "Ich kann mich jetzt nur erinnern, daß ich einmal eine Puppe geschenkt bekam, die mir gut gefiel. Diese Puppe schläft noch heute in meinem Bett." Daraufin frage ich sie, wie sie ihren Mann kennengelernt habe. Sie sagt: "Das war genauso! Meinen Mann habe ich auf einer Fete kennengelernt. Ich habe ihn gar nicht bemerkt und dachte auch nicht an eine engere Beziehung. Aber er gefiel mir. Es ist wie mit der Puppe: Er kam zu mir - hat mir gefallen - ich will ihn behalten."

5. Beispiel:
Eine 39jährige Mutter von zwei Kindern kommt wegen einer Pilzinfektion der Scheide.
Ihre Situation:
Momentan hat sie sehr viel Streß, da sie einen neuen Chef hat und sich berufsmäßig umstellen muß. Sie hat einen Freund, mit dem sie ein Wochenende in Berlin verbracht hat. Dort habe sie sich im Hotel die Infektion zugezogen. Ich erkläre ihr den

Zusammenhang zwischen Scheidenerkrankung und Partnerbeziehung. Sie berichtet:
"Wir sind mit meinem Auto nach Berlin gefahren. Unterwegs mußten wir Benzin tanken. Ich habe bezahlt. Eigentlich hatte ich erwartet, daß mein Freund bezahlt. Zumal ich ihn aber zu dieser Reise eingeladen hatte, traute ich mich nicht, ihn zu bitten, sich an den Unkosten zu beteiligen. In Berlin bezahlte ich das Abendessen. Wir mieteten ein Hotelzimmer und verbrachten eine schöne Nacht. Am nächsten Morgen mußte das Zimmer bezahlt werden. Diesmal hoffte ich, daß er die Kosten übernehmen würde. Aber ich hatte mich getäuscht. Er war plötzlich verschwunden - und ich bezahlte. Auf der Rückfahrt mußte erneut getankt werden. Ich gab ihm den Tankschlüssel und überließ ihn seinem Schicksal. Er tankte und bat mich um Geld, um bezahlen zu können. Ich war stocksauer und sprach danach kaum noch mit ihm."
Ich fragte die Patientin, ob sie sich an ein Spielzeug erinnern könne - wie sie es erhalten habe und was daraus geworden sei. Sie erzählt:
"Als Kind habe ich mir immer zum Geburtstag eine Puppe gewünscht. Aber ich bekam keine. Ich war jedesmal traurig, wenn auf dem Gabentisch die Puppe fehlte und äußerte schließlich nie mehr diesen Wunsch. Zu meinem sechsten Geburtstag wollte ich nicht in das Wohnzimmer gehen, zumal ich den Wunsch immer noch hegte, obwohl ich ihn nicht mehr geäußert hatte. Ich wollte nicht enttäuscht werden. Nach langem Drängeln meiner Geschwister ging ich schließlich doch in die 'gute Stube' und war überglücklich, als ich eine wunderschöne Puppe sah. Ich konnte es einfach nicht glauben. Nur wenige Tage später fiel die Puppe mit ihrem Porzellankopf auf eine harte Kante. Der Kopf hatte ein Loch. Ich versuchte, es zu kleben, aber es gelang mir nicht. Was aus der Puppe geworden ist, weiß ich nicht mehr. Ich habe noch einige Zeit mit ihr gespielt - jedoch ohne rechte Freude."
Ich erkläre der Patientin den Zusammenhang zwischen frühem

Kindheitserleben und 'Lebensstil'. Daraufhin sagt sie: "Jetzt wird mir Vieles klar. Mein erster Mann gefiel mir gut. Es gab Schwierigkeiten, bis wir heiraten konnten. Während unserer Ehe betrog er mich mit einer anderen Frau, was ich ihm übelnahm. Außerdem mußte ich immer arbeiten, um meine eigenen Bedürfnisse und die der Familie befriedigen zu können. Sein Gehalt war unzureichend. So wie die Puppe defekt wurde und mir nicht mehr gefiel, so hatte auch mein Mann einen Defekt in meinen Augen. Ich ließ mich scheiden."

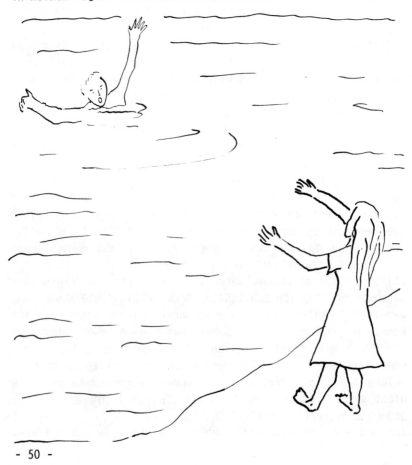

D. ERKRANKUNGEN DER GEBÄRMUTTER :

Die Gebärmutter besteht aus dem Gebärmutterkörper mit der Schleimhaut, dem Gebärmutterhals und den Eileitern. Da jedes dieser Teile eine ihnen spezifische Sprache hat, werde ich sie anschließend gesondert erklären.
Vorerst zur Gebärmutter allgemein:
Im Gegensatz zur Brust, die das Haus in seiner materiellen Beschaffenheit als Gebäude mit seinen funktionellen Einrichtungen vertritt, sagt die Gebärmutter über die seelische und geistige Ausstrahlung einer Familie aus , über das Gefühlsleben und die geistige Einstellung der einzelnen Familienmitglieder. Die Beurteilung der Atmosphäre ist bestimmt durch die Ansichten der jeweiligen Frau, denn ihre Gebärmutter sagt darüber aus.
Die Wohnungen oder Häuser sind beseelt, d.h. es wohnen darin Menschen. Üblicherweise bestehen diese Menschen aus Mann, Frau und Kindern. Jedes Familienmitglied ist ein Individuum, das auch seinen individuellen Platz räumlich und persönlich beansprucht und braucht. Die Interaktionen zwischen den einzelnen Mitgliedern machen einen Teil der Atmosphäre eines Hauses aus. Der andere Teil wird bestimmt durch die Beziehungen zur Umwelt , zu anderen Menschen.
Zur Atmosphäre eines Hauses gehören meiner Meinung nach Gemütlichkeit, Geborgenheit, Toleranz und Anpassungsvermögen, Intimität und Gedankenfreiheit, eine offene Tür für andere Einflüsse aus der Umwelt. Zu einer gesunden Atmosphäre ist eine gewisse Elastizität notwendig. Im Organ entspricht die Muskulatur der Elastizität. Die Muskulatur erlaubt, daß das Haus im wahren Sinne des Wortes neue Mitglieder aufnehmen kann. Der Muttermund, der ja hauptsächlich auch aus Muskeln besteht, ist das Tor nach draußen, er läßt entweder ein oder nicht.
Die häufigste Erkrankung der Muskulatur sind die sog. Muskelfaserknoten. Sie entstehen häufig dann, wenn sich die Atmosphäre des Hauses verändert, wenn Familienmitglieder das Haus

verlassen, wenn die Ansichten über das eigene Haus, so wie es bisher war , wie man es gewohnt war, revidiert werden müssen. Da gewöhnlich die Mutter Herrin des Hauses ist (der Vater ist tagsüber bei seiner Arbeit außerhalb des Hauses), wird die Atmosphäre eines Hauses gewöhnlich durch sie geprägt. Die Töchter lernen von ihren Müttern. Wenn sie im Laufe ihres Lebens mit dem von der Mutter beigebrachten Ansichten und Verhaltensweisen, die sie ja auch größtenteils vertreten und anwenden, auf Schwierigkeiten stoßen (die Zeiten ändern sich), kommt es auf ihre Elastizität an, ob sie in der Lage sind, sich der neuen Situation anzupassen. Ist es ihnen vergönnt, sich in der neuen Situation gut zu behaupten, mit ihr gut fertig zu werden, werden sie kaum an den Muskelfasern erkranken.

Ich habe sehr häufig erfahren können, daß Frauen, die an Myomen erkrankt sind, eine Mutter hatten oder haben, gegen die sie sehr schwer ankamen. Diese Mütter haben es auf ihre Weise geschafft, die Familie zu dominieren, ob im offenen Kampf oder sehr subtil, indem sie sich schwach und hilflos gaben.

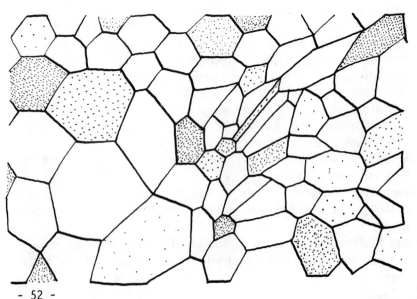

1. Beispiel:
   Eine 53jährige Hausfrau, Mutter von zwei Kinder kommt zur Kontrolle wegen einer vergrößerten Gebärmutter. Es wurde ihr geraten, die Gebärmutter entfernen zu lassen. Angst und die Krankheit ihrer Mutter ließen sie von der Operation Abstand nehmen. Das war vor fünf Jahren. In der Zwischenzeit hat sie sich nicht mehr untersuchen lassen. Inzwischen hat die Gebärmutter wieder eine fast normale Größe. Ich spreche mit ihr über den Zusammenhang von Gebärmutter und Mutter und sie erzählt:
   "Meine Mutter war eine tolle Frau. Ich habe sie sehr geliebt und bewundert. Sie war tüchtig und gut. In vielen Dingen hatte ich andere Ansichten als sie, aber sie konnte das nicht verstehen. Bei Auseinandersetzungen erregte sie sich sehr, deshalb vermied ich es, meine Meinung zu behaupten. Außerdem war sie alt und krank. Vor vier Jahren ist sie gestorben."

2. Beispiel:
   Eine 52jährige Angestellte, geschieden, ein Sohn, kommt zur Krebsvorsorge. Sie hat eine vergrößerte Gebärmutter und wird deshalb regelmäßig untersucht. Ich frage sie nach ihrer Mutter und sie meint:
   "Meine Mutter ist im Sommer gestorben. Sie war sehr resolut. Sie hat sich das Zepter nicht aus der Hand nehmen lassen. Sie hat alle unterdrückt. Ich kam nie gegen sie an."

3. Beispiel:
   Eine 42jährige Mutter von zwei Kindern kommt in die Praxis zur Kontrolle der vergrößerten Gebärmutter. Sie leidet zusätzlich unter schweren Depressionen und unterzieht sich deswegen einer Psychtherapie. Ich erwähne den Zusammenhang zwischen Mutter und Gebärmutter. Sie erzählt, daß sie ihr Leben lang Schwierigkeiten hatte, sich gegen ihre Mutter zu behaupten. Sie mußte einfach immer alles tun, was die Mutter wollte, damit sie nicht erzürnt wurde, weil sie dann immer Migräneanfälle erlitt. Die Familie habe dies auch toleriert.

Die Erkrankungen der Schleimhaut machen sich am meisten durch starke, andauernde oder fehlende Blutungen bemerkbar. Die Schleimhaut ist das Bett für das sich entwickelnde Kind. Im übertragenen Sinne der Organsprache entspricht es der Gemütlichkeit und Geborgenheit. Frauen, die unter Streßbedingungen verhindert werden, sich die gemütliche Atmosphäre zu Hause zu schaffen, leiden unter Zwischenblutungen oder länger anhaltenden Blutungen.
Fehlende Blutungen oder Aussetzen der Blutungen deuten auf eine minder ausgebildete Schleimhaut hin. In der Kindheit ist die Schleimhaut nur angedeutet. Kinder sind im übertragenen Sinne für die häusliche Atmosphäre noch nicht verantwortlich. In der Entwicklungsphase werden sie regelrecht zu dieser Aufgabe erzogen. Da gibt es natürlich Phasen, in denen das aufwachsende Mädchen von dieser Pflicht noch nichts wissen möchte. Die Regelblutung tritt dann verspätet oder in längeren Abstänen auf.
Einen besonderen Platz nimmt der Schmerz ein. Ich habe immer wieder festgestellt, daß Schmerz eine Verstärkung der Problematik bedeutet - in Dauer, Häufigkeit und Intensität. Bleibt ein Problem ungelöst, dann kann man damit rechnen, daß irgendwann Schmerzen auftreten. Ein klassisches Beispiel ist der Unterleibsschmerz bei Frauen, die eine Eileiterunterbindung durchführen ließen. Sie werden unterbewußt nicht mit dem Problem fertig, daß sie keine Kinder mehr bekommen werden. Bewußt ist ihnen der Wunsch, nicht mehr schwanger weden zu wollen. Aber nun ist es leider mit jedem Problem so, daß es wenigstens zwei entgegengesetzte Seiten hat, sonst wäre es kein Problem, und wir würden uns auch nicht mit ihm beschäftigen.
Situationen, die die Atmosphäre eines Hauses verändern:
Auszug eines Familienmitgliedes, Krankheit oder Tod eines Familienmitgliedes, Unruhe, Krach, Ärger und Streitereien, Dominanz eines Familienmitgliedes und Unterdrückung anderer, Ignoranz der persönlichen Grenzen u.a.m.

4. Beispiel:
   Eine 46jährige Mutter von fünf Kindern kommt wegen Dauerblutungen seit ihrer letzten Geburt im Juni 1985. Trotz Behandlung nach den Regeln der medizinischen Kunst sind diese Blutungen nicht zu beeinflussen.
Sie kommt in die Praxis mit dem jüngsten Sohn. Das Kind ist sehr lebhaft und weint sofort, als sich seine Mutter auf die Toilette oder in die Kabine zum Umziehen begibt.
Der Junge schreit ohrenbetäubend. Sie nimmt ihn in Sprech- und Untersuchungszimmer mit. Sie sagt selbst, daß sie den Grund für ihre Beschwerden kennt. Sie erzählt, daß der Junge sehr 'stressig' sei, daß er seit der Geburt nur schreie, er schlafe nachts gegen 22 Uhr ein und erwache kurz nach Mitternacht, dann stehe er wieder auf der 'Matte'. Wenn er in ihren Armen läge, sei er ganz lieb und still. Sie trage ihn überall mit sich herum. Das sei der Grund dafür, daß sie keine Gespräche mehr mit ihrem Mann führen könne, kein Fernsehen mehr genießen könne - "Nichts läuft mehr, überall muß er dabei sein". Sie erzählt, während der Sohn auf ihrem Schoße sitzt, seinen Kopf zärtlich an ihren Hals schmiegt und sie immer wieder küßt: "Das Kind hat mir alles genommen. Mein Mann trinkt wieder. Ich habe Angst, daß ich Krebs oder einen Herzinfarkt kriege. Meine Mutter macht mir auch Sorgen. Sie hat im Juni einen Schlaganfall bekommen. Aber der Junge macht mich fertig. Ich möchte die letzten zweieinhalb Jahre am liebsten streichen. Der Junge hat zwei Seiten: Er läßt sich nichts gefallen. Er schlägt sofort zurück, wenn ihm jemand etwas antut. Er beherrscht alle. Er macht alles, um etwas zu kriegen. Wenn er es nicht erhält, räumt er alles vom Tisch ab. Er kann auch geben, aber nur, wenn er viel hat. Wenn ich nicht da bin, ißt er nicht, schreit fürchterlich, daß man es im ganzen Haus hören kann: 'Wo ist meine Mama? Wo ist meine liebe Mama?' Nachts steht er plötzlich vor meinem Bett und schreit nach mir, obwohl ich ihn schon längst in den Armen halte. Er sucht mich wie in Panik: 'Meine Mama ist weg!' Mein zweiter Sohn war auch so anhänglich, aber heute ist er ein

lieber Junge. Er hat eben zwei Seiten: eine liebe, ruhige wie ein Mädchen und eine wahnsinnig stressige. Mein Mann zieht sich auch zurück. Er trinkt wieder. Im Februar 1986 habe ich die Scheidung eingereicht, dann wieder zurückgenommen. Am liebsten wäre ich tot oder würde verschwinden. Es ist kein Familienleben mehr in unserem Haus."

5. Beispiel:
Eine 23jährige Hausfrau, Mutter von zwei Kindern klagt über sehr starke und lang andauernde Blutungen seit der zweiten Geburt. Eine Ausschabung der Gebärmutter ergab einen normalen somatischen Befund. Auch die medikamentöse Behandlung erzielte keine Heilung.
Zu ihrer Situation:
Das erste Kind ist ein Sohn und liebt sein kleines Schwesterchen heiß und innig. Tagsüber hilft er seiner Mutter bei der Versorgung der Schwester. Er kann sich schon allein beschäftigen. Aber am Abend ist der Junge lange wach und läßt den Eltern keine Ruhe. Sie ist nun so abgespannt, daß sie kaum noch Kraft findet, ihren Haushalt zu bewältigen. Als ich ihr den Zusammenhang von Blutungen und einer gemütlichen Atmosphäre im Heim deutlich mache, erzählt sie:
"Vor der Geburt meiner Tochter war unser Sohn dauernd mit seinem Vater zusammen. Er hat ihn verwöhnt. Jetzt läßt es seine Arbeit nicht mehr zu, daß er sich weiterhin so intensiv mit unserem Sohn beschäftigt. Nun habe ich ihn am Hals. Ich komme zu 'Nichts' mehr. Wir haben kein richtiges Familienleben mehr. Ich falle abends wie tot in's Bett."

6. Beispiel:
Eine berufstätige Mutter von fünf Kindern kommt in die Praxis wegen sehr starker und anhaltender Blutungen seit vier Monaten. Sie ist 46 Jahre alt.
Seit vier Monaten ist der Mann arbeitslos. Sie arbeitet seit dieser Zeit in Akkord, weil sonst das Geld nicht ausreicht. Abends ist sie sehr müde und abgespannt. Den Haushalt führt

jetzt zum größten Teil die älteste Tochter. Sie hat deswegen ein schlechtes Gewissen, denn sie befürchtet, daß der Tochter nun die Zeit zum Lernen fehlt. Als ich sie fragte, ob das Familienleben und die Atmosphäre seit dieser Zeit leide, antwortet sie: "Mein Mann hat oft einen schlechte Laune; die Arbeitslosigkeit macht ihn unglücklich. Das wirkt sich natürlich auf uns alle aus."

7. Beispiel:
Eine 53jährige Hausfrau, Mutter von zwei Kindern kommt wegen plötzlich aufgetretener Blutungen in der Menopause.
Ihre Geschichte:
Sie war geschieden und hat zum zweiten Mal geheiratet, als die Kinder schon aus dem Hause waren. Ihr Sohn fühlte sich gegenüber seiner Schwester von der Mutter benachteiligt und läßt sich kaum noch bei der Mutter sehen. Wenn er nach Lüdenscheid kommt, meldet er sich bei der Großmutter, zu der er einen besseren Kontakt hat als zu ihr. Am Tage seiner Geburt sitzt sie mit ihrem Mann gemütlich zusammen. Im Moment, als sie zu ihm spricht: "Genau zu dieser Zeit bin ich vor 25 Jahren in die Klinik gegangen, um unseren Sohn zu entbinden.", empfindet sie einen starken Schmerz im Unterleib und eine starke Blutung setzt ein. Wir sprechen über den Zusammenhang. Sie sagt, daß sie ihre zwiespältige Einstellung erkannt habe. Auf der einen Seite ist sie froh, daß die Kinder aus dem Haus sind, aber andererseits fehlt etwas.

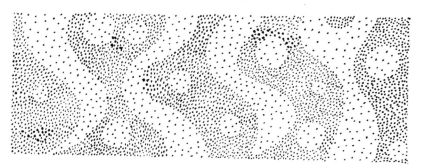

E . ERKRANKUNGEN DES GEBÄRMUTTERHALSES :

Der Gebärmutterhals ist die Öffnung und der Verschluß von und zu der Gebärmutter. Im organsprachlichen Sinne ist er der Pförtner zum Heim: Er läßt den Gast eintreten oder auch nicht und kann den Bewohnern den Ausgang verbieten.
Es wurden statistische Untersuchungen der Krebserkrankungen des Gebärmutterhalses über die Häufigkeit bei Nonnen, Jüdinnen, Mohamedanerinnen und Christinnen durchgeführt. Die Ergebnisse fielen interessant aus: Am häufigsten erkrankten an Krebs des Gebärmutterhalses die Christinnen, dann die Mohamedanerinnen und Jüdinnen und gar nicht die Nonnen. Man schlußfolgerte, daß Einfluß auf die Erkrankung die Geburten mit ihren nicht vermeidbaren Verletzungen des Muttermundes und das Smegma des Mannes hätten. Da Juden und Mohamedaner aus hygienischen Gesichtspunkten in der frühen Kindheit beschnitten werden, sah man den Hauptgrund der Erkrankung in der 'Unsauberkeit' des Mannes. Das Verschontbleiben der Nonnen vor dieser Krankheit war ein zusätzlicher Beweis für die Hypothese.
Gehen wir aber von der Organsprache - der Muttermund als Pförtner zu einem Heim, wo Geborgenheit und emotionale Sicherheit geboten werden, dann ist die Statistik sehr gut verständlich: Nonnen öffnen ihr Haus - das Kloster für jeden Bedürftigen, gleichgültig ob arm oder reich, ob schwarz oder weiß, ob ehrenwert oder kriminell. Sie schützen ihn und geben ihm zumindest für eine kurze Zeit Geborgenheit und Sicherheit vor den Zugriffen ihrer feindlichen Umwelt. Jüdinnen und Mohamedanerinnen sind bekannt für ihre Gastfreundschaft. Wenn Sie auf ein Zeltlager von Beduinen kommen, wird man sich hüten, Sie zu fragen, woher Sie kommen, was Sie wünschen und wohin Sie ziehen. Wenn Sie nicht von sich aus über diese Fragen sprechen, wird man drei Tage lang warten. Auch ist es bekannt, daß die Orientalinnen und Orientalen sich über jedes Kind und Schwiegerkind freuen. Sie fühlen sich um so reicher, je mehr Kinder, Schwiegerkinder und Kindeskinder sie haben.

Bei uns Christinnen sieht es schon etwas anders aus. Unsere Zivilisation verbietet uns kinderreiche Familien. Leider ist es heutzutage schon so, daß Eltern mit mehr als drei oder vier Kindern fast als asozial bezeichnet werden. Für kinderreiche Familien ist es schwierig, eine Wohnung zu mieten, wenn nicht gar unmöglich. Immer wieder kann man beobachten, daß die Eltern mit ihren Schwiegerkindern nicht einverstanden sind. (In dieser Beziehung haben es die Orientalen natürlich leichter: Sie suchen die Lebensgefährten für ihre Kinder aus. Die Nonnen haben diesen Konflikt erst gar nicht, denn es gibt wohl kaum eine Nonne, die ein Kind ihr eigenes nennt und sich mit Schwiegerkindern auseinandersetzen muß.)

Situationen, die zu einer Veränderung des Gebärmutterhalses führen können:

Auseinandersetzung über das Thema: Kinder in die Welt zu setzen, Geburt, die eigenen Kinder nehmen sexuelle Beziehungen auf, Aufnahme der Schwiegerkinder im Haus, die Kinder verlassen das Haus, Krankheiten, die Angst machen, Familienmitglieder zu verlieren, Gastfreundschaft, Einsamkeit, Unfähigkeit, Kontakte zu knüpfen und zu halten, Unvermögen, sich mit dem Verlust eines nahen Menschen abzufinden, der Wunsch jemanden, der Zutritt zum Hause hat, loswerden zu wollen. Meist handelt es sich in letzterem Fall um Personen, die die Atmosphäre des Hauses stören.

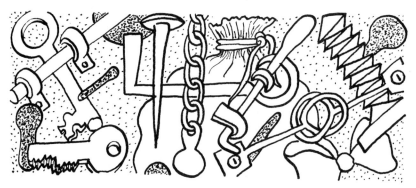

Ihre Antwort:Zusammengehörigkeitsgefühl zwischen Mutter und Kind. Die Mutter ist 100 % ig für das Kind da und erwartet Dankbarkeit vom Kind.
Meine Frage: Welche Macht hat die Mutter über das Kind?
Ihre Antwort: Alle Macht.
Meine Frage:Was macht Ihrer Meinung nach der Muttermund bei Ihrer Krankheit?
Ihre Antwort: Er schrumpft zusammen, blutet.
Meine Frage: Und im übertragenen Sinne?
Ihre Antwort: ...daß ich nichts 'reinlasse...
Meine Frage: Wie könnten Sie das ändern?
Ihre Antwort:Ich kann nichts tun. Es könnte sich höchstens etwas ändern, wenn meine Schwiegertochter sich ändert.
Meine Frage: Gibt es sonst keine Möglichkeit?
Ihre Antwort: Trennung.
Meine Frage: Wirklich keine andere als Trennung?
Ihre Antwort: Nein.
Meine Frage:Wenn dieses Problem eine Freundin beträfe, was würden Sie ihr raten?
Ihre Antwort: (Nach längerer Pause) Sprechen.

2. Beispiel:
Eine 32jährige Berufstätige, verheiratet, kommt zur Krebsvorsorge. Vor drei Jahren wurde sie am Muttermund wegen einer beginnenden Krebserkrankung operiert. Ich erkläre ihr den Zusammenhang zwischen Muttermund und 'Heim'.
Sie erzählt:
"Das trifft bei mir zu. Ich lebte damals mit einem Mann zusammen, der mich regelmäßig mit anderen Frauen betrog. Wir hatten deswegen dauernd Streit. Ich wollte mich immer von ihm trennen, aber ich liebte ihn und er beteuerte mir auch immer wieder, daß er mich liebe und sich ändern wolle. Oft hatten wir Streit, und ich wollte ihn nicht mehr in meiner Wohnung

Ihre Antwort: Zusammengehörigkeitsgefühl zwischen Mutter und Kind. Die Mutter ist 100 %ig für das Kind da und erwartet Dankbarkeit vom Kind.
Meine Frage: Welche Macht hat die Mutter über das Kind?
Ihre Antwort: Alle Macht.
Meine Frage: Was macht Ihrer Meinung nach der Muttermund bei Ihrer Krankheit?
Ihre Antwort: Er schrumpft zusammen, blutet.
Meine Frage: Und im übertragenen Sinne?
Ihre Antwort: ...daß ich nichts 'reinlasse...
Meine Frage: Wie könnten Sie das ändern?
Ihre Antwort: Ich kann nichts tun. Es könnte sich höchstens etwas ändern, wenn meine Schwiegertochter sich ändert.
Meine Frage: Gibt es sonst keine Möglichkeit?
Ihre Antwort: Trennung.
Meine Frage: Wirklich keine andere als Trennung?
Ihre Antwort: Nein.
Meine Frage: Wenn dieses Problem eine Freundin beträfe, was würden Sie ihr raten?
Ihre Antwort: (Nach längerer Pause) Sprechen.

2. Beispiel:
Eine 32jährige Berufstätige, verheiratet, kommt zur Krebsvorsorge. Vor drei Jahren wurde sie am Muttermund wegen einer beginnenden Krebserkrankung operiert. Ich erkläre ihr den Zusammenhang zwischen Muttermund und 'Heim'.
Sie erzählt:
"Das trifft bei mir zu. Ich lebte damals mit einem Mann zusammen, der mich regelmäßig mit anderen Frauen betrog. Wir hatten deswegen dauernd Streit. Ich wollte mich immer von ihm trennen, aber ich liebte ihn und er beteuerte mir auch immer wieder, daß er mich liebe und sich ändern wolle. Oft hatten wir Streit, und ich wollte ihn nicht mehr in meiner Wohnung

haben. Innerhalb weniger Wochen verschlechterte sich damals der Befund des Krebsabstriches. Als ich dann operiert wurde, habe ich mir gedacht: 'Du wirst nur von all dem Ärger krank.' Sobald ich aus dem Krankenhaus entlassen wurde, habe ich mich von ihm getrennt. Seit dieser Zeit geht es mir auch gut."

3. Beispiel:
Eine 28jährige Frau hatte vor ihrer Schwangerschaft eine gutartige Veränderung am Muttermund. Nach der Geburt entwickelte sich innerhalb eines halben Jahres Krebs.
Zu ihrer Situation:
Sie hatte eine sehr gute Beziehung zu ihrer Mutter. Als das Kind auf der Welt war, hatte sie oft das Gefühl, daß das Kind nicht ihres sei, sondern das ihrer Mutter. Manchmal war sie richtig eifersüchtig. Auch hatte sie mitunter andere Vorstellungen über die Erziehung und Betreuung des Kindes. Aber sie wollte ihrer Mutter nicht weh tun und hat sich deshalb nicht durchsetzen können. Als ich sie frage, welchen Vorteil sie dadurch gewinne, sagt sie: "Ich werde bald wieder arbeiten. Dann brauche ich meine Mutter für die Betreuung unseres Sohnes. Außerdem hat meine Mutter keine anderen Verpflichtungen und macht das gern." Auf meine Frage, ob ihre Mutter keine Hobbies oder Interessen habe, sagt sie: "Mein Mann und ich sagen immer wieder seit dem Tode meines Vaters, sie solle unter andere Leute gehen, solle etwas unternehmen, etwas für sich tun. Aber sie will nicht. Sie ist zufrieden, wenn sie uns hat." (Die Mutter ist 58 Jahre alt.)

4. Beispiel:
Eine 47jährige Ledige wird wegen einer vergrößerten Gebärmutter operiert. Vor ca zehn Jahren wurde sie schon wegen einer Veränderung am Muttermund operiert.
Zu ihrer Geschichte:
Sie stammt aus einer kinderreichen Familie, in der es häufig Auseinandersetzungen mit dem Vater gab. Der Vater war

beruflich sehr engagiert und hatte, wenn er nach Hause kam, oft 'schlechte Laune'. Außerdem hatte er ein außereheliches Verhältnis zu einer anderen Frau, was unsere Patientin sehr empörte. Ihre Mutter wußte darüber Bescheid, wollte sich aber nicht scheiden lassen, auch als der Vater die Kinder wegen Unstimmigkeiten des Hauses verwies. Sie fühlte sich nur wohl zu Hause, wenn der Vater nicht anwesend war. Sie liebte einen Mann und wurde schwanger. Da sie ihm aber nicht vertrauen konnte, ließ sie die Schwangerschaft unterbrechen und beendete die Beziehung. Sie blieb ledig. Während dieser Zeit wurde sie am Muttermund operiert. Ihr einziger Freund war ihre Mutter. Sie beriet sie in allen Lebensfragen. Ein Berufswechsel machte sie längere Zeit arbeitslos. Sie zog in eine andere Stadt, obwohl ihre Mutter gegen diesen Umzug war. Sie wäre ihrer Mutter zu Liebe geblieben, aber die Zukunft war doch wichtiger. Während dieser Zeit vergrößerte sich die Gebärmutter zusehend und mußte entfernt werden.

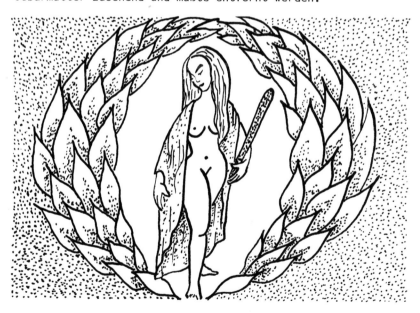

F . ERKRANKUNGEN DER EILEITER :

Das Mädchen beginnt sehr früh, sich mit dem Thema, einmal Frau und Mutter zu werden, bzw. zu sein, auseinanderzusetzen. Ihre spätere Einstellung zu dieser Aufgabe wird von den Erfahrungen, die es im Elternhaus macht, spätestens in dieser Zeit geprägt. Schon im Kindesalter wird die spätere Rolle mit Geschwistern, Freunden und Puppen gespielt - geübt. Erziehung und Verhalten der Eltern spielen die entscheidende Rolle, wie sich das Mädchen 'programmiert'. Da Kinder sehr aufnahmefähig und sehr kritische Beobachter sind, registrieren sie genau, wie die Eltern zu allen Lebensfragen eingestellt sind, und passen sich ihnen an, zumal sie von ihnen abhängig sind. Die Eltern zeigen ihnen, wie man das Leben meistert, wie man es lebt; sie leben es dem Kind vor. Das Kind bemerkt, ob die Eltern in ihrer 'Rolle' glücklich sind, und sucht sein eigenes Ziel, das es mit seinem Stil beschreiten wird. Wenn ein kleines Mädchen eine Mutter hat, die in ihrer Rolle als Frau und Mutter zufrieden und glücklich ist, wird es später wohl kaum Probleme haben. Die Kriegszeiten (I. und II. Weltkrieg) machen sich noch heute bemerkbar. Die Kriegswitwen mußten ihre Kinder unter schwierigsten Bedingungen aufziehen. Diese Generation 'lernte', daß eine Frau und Mutter allein durch's Leben geht, daß der Mann und Vater nicht unbedingt gebraucht werden. Vielleicht ist das auch die Ursache der vielen Ehescheidungen der Nachkriegsgeneration. Heute reagieren die Jungen auf die Scheidungen ihrer Eltern so, daß sie oft gar nicht mehr heiraten und ihre Kinder ohne Trauschein zur Welt bringen. Was ein Kind sich annimmt, ist unabhängig von den Erklärungen der Eltern , warum oder weshalb ihr Leben so verlief. Wichtig ist, was wirklich passiert ist: Der Vater hat die Familie im Stich gelassen, egal ob durch Scheidung, Tod, Krankheit oder Arbeitslosigkeit. Und zumal die existentielle Versorgung der Familie gewöhnlich durch den Vater geschieht, können wir die Wichtigkeit der Interaktion zwischen Mann und

Frau für die Entwicklung der Kinder verstehen. Wie ich schon in vorigen Kapiteln erwähnte, spielt die doppelte Belastung der Mutter durch Beruf und Haushalt in der heutigen Zeit eine entscheidende Rolle. Welches Mädchen möchte später ähnlichen Belastungen, die mitunter krank machen, ausgesetzt sein? Es wird sich rechtzeitig, wenn es ihm auch nicht bewußt ist, entscheiden, ob es später in der Familie oder im Beruf sein Glück findet. Zum Glück sind wir genetisch so angelegt, daß die Frau die Kinder bekommt, sie in den ersten Jahren auf-zieht und somit auf Unterstützung - durch den Mann - angewie-sen ist. Das ist auch der Grund dafür, daß die Menschen nach schweren Kriegen oder Naturkatastrophen in einer Region nicht aussterben. Im Mädchen steckt also der natürliche Drang zur 'Fortpflanzung'.

Während im Kind nur die Bahnen gelegt sind, werden sie mit Eintreten der Menstruation und danach geprägt. Das junge Mädchen geht seinen natürlichen Weg. Die familiären und gesellschaftlichen Einflüsse können nun zu Konflikten führen: die innere Einstellung, die angeboren ist, und die äußeren Einstellungen, verstärkt durch Eltern, Schule und Medien. Dieser Konflikt in der Leitung eines jungen Menschen, wie er glücklich werden kann, macht sich körperlich bemerkbar, da er diesen Konflikt nicht kennt. (Die 'Leiter' in der Beschreitung seines Lebenweges hätten ihn sonst doch direkt mit diesem Problem vertraut gemacht!) Das Organ - die körperliche 'Anleitung' für dieses Funktionsgebiet ist der Eileiter.

Sobald äußere Einflüsse - sei es über Gedanken, Fantasien, Gespräche und Verhalten der Umgebung, usw.- der inneren, angeborenen Einstellung widersprechen, melden sich die Eileiter in ihrer Sprache: Sie verspannen sich, schmerzen, entzünden sich und können schließlich 'resignieren', wenn ihre Sprache nicht 'gehört' wird. Sie geben auf und versperren sich, wie jemand, der trotzt.

Zumal zu einer Familie Kinder gehören, sind wichtige Faktoren für die Entwicklung des Kindes die Erfahrungen, die es macht,

wenn es die Erwachsenen im Umgang mit Kindern beobachtet.
Situationen, die bei innerem Widerspruch zu Erkrankungen der
Eileiter führen können:
Menstruation (sobald ein junges Mädchen seine Periode bekommt, ist es geschlechtsreif - biologisch reif, schwanger zu werden . Aber die äußeren Gegebenheiten widersprechen der Natürlichkeit), Beendigung der Schulzeit, Berufsausbildung, Berufstätigkeit, der Partner ist noch nicht in der Lage, seine Aufgabe, eine Familie zu versorgen, zu erfüllen (oft der Grund der Eltern, daß sie den Partner der Tochter ablehnen, wenn dies auch häufig indirekt geschieht in ihrer Einstellung und ihrem Umgang zu und mit dem Auserwählten), das Mädchen oder die junge Frau möchte es noch genießen, 'Kind' zu sein.

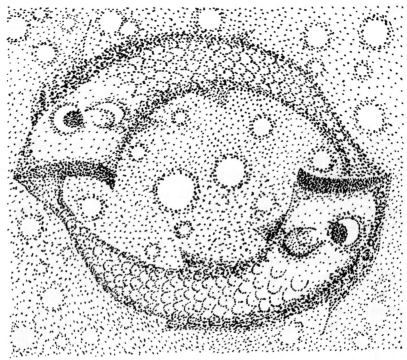

1. Beispiel:
Eine 17jährige Schülerin kommt wegen einer Eileiterzündung mit besonders starken Schmerzen auf der rechten Seite.
Sie erzählt mir, daß sie jetzt vor Weihnachten in der Schule nicht sehr belastet sei.
Nach einigen Tagen ruft mich die Mutter an und teilt mir mit, daß die medikamentöse Behandlung keinen Erfolg habe. Ich untersuche das junge Mädchen abermals. Der Befund hatte sich tatsächlich nicht verbessert. Ich frage sie, ob sie einen Freund habe. Sie antwortet, daß sie ja noch die Schule besuchen müsse und später eine Ausbildung machen müsse und diese 'Dinge' noch Zeit hätten. Außerdem sei sie 'streng' erzogen und denke noch nicht an Männer. Einige Tage später ruft die besorgte Mutter erneut an und klagt über die weiterhin bestehenden Beschwerden der Tochter. Ich erwähne meine Vermutung, daß die Tochter in diesem Lebensabschnitt vielleicht unter 'Streß' stehe. Daraufhin sagt die Mutter mit zorniger Stimme:
"Ein 17jähriges Mädchen kann doch keinen Streß haben!"

2. Beispiel:
Eine kinderlose Hausfrau wird seit Jahren wegen rezidivierender Eileiterentzündungen behandelt.
Ihre momentane Lage:
Das Ehepaar ist vor einigen Tagen umgezogen. Der Umzug war sehr anstrengend. Probleme gäbe es keine. Als ich ihr den Zusammenhang zwischen Eileiter und Kinderwunsch nahe bringe, antwortet sie: "Ich selbst wollte zwar früher Kinder haben, aber mein Mann war beruflich stark belastet und wünscht keine Kinder. Heute möchte ich auch keine Kinder mehr haben."
Ich frage sie nach ihren Beschäftigungen. Außer ihres Haushaltes spielt sie Tennis, liest Bücher und liebt die Natur. Plötzlich beginnt sie zu weinen und erzählt: "Seit Jahren habe ich einen Freund. Mein Mann weiß nichts von dieser Ge-

schichte. Ich liebe meinen Mann. Er ist gut und fürsorglich zu mir - wie ein Vater. Ich könnte ihm nie weh tun. Aber ich kann mich nicht von meinem Freund trennen. Ich hätte sehr gern Kinder gehabt, habe aber meines Mannes wegen darauf verzichtet. Mein Freund wollte mich immer heiraten und Kinder haben. Dieser Zwiespalt verfolgt und quält mich jetzt schon seit Jahren. Wie lange soll ich denn noch einen Geliebten haben? Ich habe Angst vor dem Alter, daß ich dann allein bin."

3. Beispiel:
Eine 26jährige Berufstätige kommt wegen Unterleibsbeschwerden. Sie klagt über Schmerzen seit ca. sechs Monaten und Ausfluß seit zwei bis drei Monaten. Sie hat eine Eileiterentzündung und eine bakterielle Scheidenentzündung.
Zu ihrer Geschichte:
Seit einem halben Jahr hat sie einen Freund. Beide wünschen sich Kinder. Sie hat die Pille sofort abgesetzt. Aber sie wird nicht schwanger. Vor drei Monaten ließ sich der Freund untersuchen. Der Arzt stellte fest, daß er zeugungsunfähig sei. Nun möchte sie keine Kinder mehr haben. Ich frage sie, unter welchen Bedingungen die Schmerzen am stärksten seien. Sie antwortet: "Eigentlich sind die Schmerzen am stärksten , wenn die Periode einsetzt. Ich bin dann jedesmal traurig. Auch überlege ich manchmal, ob ich diese Partnerschaft aufrechterhalten solle."

4. Beispiel:
Eine 26jährige Hausfrau und Mutter von zwei Kindern ist an einer Eileiterentzündung erkrankt. Die Schmerzen sind hauptsächlich auf der linken Seite.
Ihre Situation:
Ihr Mann ist Fernfahrer. Sie führt mit ihm eine glückliche Ehe. Seit einigen Monaten habe sie plötzlich Angst um ihren Mann, was sie früher nie gekannt habe. Sie glaubt, daß dies an den vielen Unfällen läge, die in letzter Zeit passierten.

Ich frage sie nach ihrem Kinderwunsch und sie berichtet:
"Wunsch - es besteht bei mir noch Kinderwunsch, aber die zwei Kinder sind doch genug. Wer weiß, wie die Zukunft bei dieser Umweltverschmutzung durch die Industrie und die vielen Autos für unsere Kinder aussehen wird?"
Ich frage mich, ob diese Einstellung der alleinige Grund für die Erkrankung sein kann und frage nach ihrer Kindheit. Sie erzählt mir, daß sie ihren Vater durch einen Unfall sehr früh verloren habe. Als wir das Alter des Vaters zur Zeit seines Todes mit dem Alter ihres Mannes jetzt vergleichen, sieht sie mich plötzlich überrascht an und sagt: "Mein Vater war so alt, als er sterben mußte, wie mein Mann jetzt. Deshalb habe ich plötzlich Angst um meinen Mann! Ich mußte auch in letzter Zeit oft an meinen Vater denken."

5. Beispiel:
Bei einer 40jährigen Berufstätigen, Mutter von zwei fast erwachsenen Kindern, geschieden, stelle ich eine Eileiterschwangerschaft auf der linken Seite fest.
Zu ihrer Situation:
Sie wünscht sich ein Kind. Sie hat einen Partner, den sie liebt. Sie glaubt, daß zu einer Partnerschaft Kinder gehören. Sie ist momentan beruflich und finanziell überbelastet. Ausserdem ist der Freund noch nicht von seiner Frau geschieden. Sie steht unter diesem zusätzlichen Druck, denn sie wünscht nicht, ein uneheliches Kind zu bekommen. Ich erkläre ihr den Zusammenhang zwischen Eileiter und Kinderwunsch und sie sagt: "Das mußte ja schief gehen. Die ganze Situation ist viel zu schwierig: Ich bin finanziell gestreßt, mein Freund ist noch nicht geschieden. Wer weiß, ob er letztendlich nicht doch zu seiner Frau zurückkehrt? Und was soll ich dann noch mit einem Kind - und das allein?"

6. Beispiel:
Eine 28jährige junge Frau lebt mit ihrem Partner und dessen zwei Töchtern. Es wird eine Eileiterschwangerschaft im rechten Eileiter festgestellt.
Sie fühlt sich in ihrer gesamten Lage leicht überfordert: Sie liebt die Töchter ihres Partners, aber deren Mutter macht ihr Schwierigkeiten. Als ich ihr den Zusammenhang zwischen Eileiter und Kinderwunsch erkläre, antwortet sie: "Ich habe keine zwiespältige Einstellung in bezug auf Kinderkriegen. Ich wünsche mir sehr ein Kind. Auch mein Partner freut sich, wenn wir zusammen ein Kind bekommen. Aber vielleicht ist es noch nicht die richtige Zeit."

Abschließend zu diesem Kapitel möchte ich noch folgendes bemerken:
Die Beschwerden treten auf der linken Seite - der 'passiven' Seite auf, wenn die betroffene Person glaubt, daß nicht sie die Situation beherrschen kann, sondern daß es von anderen Menschen oder Dingen abhängt, ob sie ihr Ziel erreicht oder nicht.
Die rechte Seite ist betroffen, wenn die Leidende der Ansicht ist, daß sie durch eigene Aktivität ihr Ziel erreichen kann. Im Moment will oder kann sie aber nicht, weil ihr andere Dinge wichtiger sind.

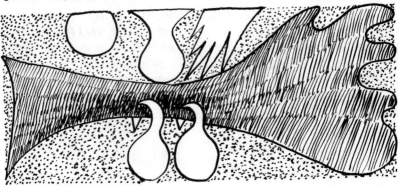

G . UNERFÜLLTER KINDERWUNSCH :

Während vor etwa 25 Jahren 10% der Ehen kinderlos waren, sind es heute in unserem Raum ca. 20%. Einen entscheidenden Einfluß auf diese Entwicklung haben ganz gewiß die Berufstätigkeit der Frau und die 'Kleinfamilie' der Nachkriegszeit. Ein Kind aus kinderreicher Familie, wo sich die Mutter nur um Familie und Haushalt kümmert, lernt mit Beginn seines Lebens, daß zu einer Familie einfach Kinder dazugehören. Es lernt zusätzlich, sich durchzusetzen und wird dadurch stark für den Lebenskampf.
In einer Kleinfamilie ist die Situation des Kindes sehr kompliziert: Es kann leicht überfordert werden. Ich denke hier an die Extreme des allzu behüteten Kindes und des sog. 'Schlüsselkindes'.
Die Erfahrungen, die ein Kind macht, nimmt es für sein Leben mit. Sie spielen später eine sehr wichtige Rolle im Verständnis, das Kindern entgegengebracht wird. Man kann nicht nachempfinden, was ein Kind in einer bestimmten Situation empfinden oder fühlen kann, wenn man es nicht selbst irgendwann einmal erfahren hat. Wir besitzen die Eigenschaft, die sog. negativen Erlebnisse mit der Zeit zu vergessen oder zu verdrängen. Aber diese Erlebnisse bleiben uns erhalten - im Unterbewußtsein. Wenn wir Kinder in die Welt setzen, wünschen wir natürlich, daß sie den Lebenskampf gesund und glücklich bestehen. Dafür werden sie von uns gelenkt , erzogen und beschützt. Gleichzeitig soll uns diese Aufgabe aber nicht überfordern. Die Interaktionen zwischen dem Kind, wie es sich im Umgang mit den anderen durchsetzt, und den Erwachsenen, wie sie ein Kind aufziehen und beschützen, machen einen großen Teil der Erfahrungen aus. Sie werden teils verdrängt, teils bleiben sie uns bewußt. Sie spielen im Schicksal eines Menschen - ob er überhaupt Kinder haben wird oder nicht - eine wesentliche Rolle.
Häufig erleben wir, daß Frauen nicht schwanger werden, obwohl sie alles tun, was die Medizin ermöglicht. Und dann irgend-

wann, wenn schon alle Hoffnung aufgegeben wurde, klappt es. Wir bemerken dann, daß diese Frau erst schwanger wurde, als sie dem Streß des 'unbedingt schwanger werden Wollens' nicht mehr ausgesetzt war.
Die momentane Lebensführung spielt natürlich bei der Fruchtbarkeit auch eine entscheidende Rolle. Wenn der Tagesablauf einer Frau sehr viel Kraft fordert und die zusätzliche Belastung mit einer Schwangerschaft im Moment die Gesundheit gefährden würde, schützt sich der Körper selbst, indem er eine Schwangerschaft einfach nicht zuläßt. Der Körper kennt keine Zukunft und gibt auch nichts auf das Versprechen der Frau, kürzer zu treten, wenn sie erst einmal schwanger ist! Er erkennt nur den Moment an.

Ursachen, die zu Unfruchtbarkeit führen können:
1. Die Frau hatte in ihrer Kindheit Schwierigkeiten, sich gegen ihre Umwelt zu behaupten.
2. Die Frau hat Angst, sich bei dem Kind zu behaupten.
3. Die momentane Situation erlaubt keine Schwangerschaft, da ansonsten die eigene Gesundheit gefährdet ist.

Zu 1.:
Wenn ein Mensch Schwierigkeiten hat, sich gegen seine Umwelt zu behaupten, dann bedeutet das, daß er von ihr eingeengt und gebremst wird. Dazu gehören vor allem die Verbote, die einem Kind auferlegt werden. Wer kennt nicht die Aussprüche: "...laß das!...dazu bist Du zu klein...das kannst Du nicht...ich mach das für Dich, damit Dir nichts passiert...usw". Das sog. 'verwöhnte Kind' leidet ganz besonders unter diesem Druck: Es darf nicht einmal schreien, wenn es etwas will, es wird ihm sofort gegeben, nur damit es ruhig ist. Und das wird dann Liebe genannt! Das Gegenteil, wenn ein Kind sich selbst überlassen wird, wenn seine Wünschen einfach ignoriert werden, nicht gehört werden, wenn es nicht für 'voll' genommen wird, wenn ihm etwas versprochen wird, aber nicht eingehalten wird, ist genau

so blockierend. Die Kinder resignieren, oder sie sind noch stark genug, Mittel und Wege zu finden, um ihr Ziel zu erreichen. Das kostet Kraft! Dem allzu behütetem Kinde wird aus angeblicher Liebe die Möglichkeit verwehrt, die Welt mit all ihren Reizen erfahren zu können. Dem Schlüsselkind wiederum fehlt der Schutz seiner Eltern, wenn es auf dem Weg seiner Erfahrungen mit der Umwelt in Schwierigkeiten kommt.
Es gibt auch eine andere 'Masche', ein Kind 'klein' zu machen: Wenn ihm gesagt wird, daß es eigentlich nicht geplant war oder gar unerwünscht war. Der Druck, dem sich viele Kinder für ihr ganzes Leben lang unterworfen fühlen, geht von der Mitteilung aus: "Deinetwegen habe ich mich nicht scheiden lassen...Deinetwegen habe ich nicht wieder geheiratet...usw". Welche Belastung muß es für solche Menschen sein, schuld am Unglück der Eltern zu sein!

Zu 2.:
Wenn die Frau Angst hat, sich bei dem Kind zu behaupten, wenn sie befürchtet, sich nicht durchsetzen zu können, dann sind die Ursachen ähnliche wie bei Punkt 1 beschrieben. Hier kommt nur zusätzlich folgende dem Menschen eigene Verhaltensweise: Die Rache. Wenn ein Kind klein gemacht wird, läßt es das nicht zu. Es wird sich wehren. Gelingt ihm das nicht, beginnt es die Rache zu lernen. Rache ist ein Lernprozeß wie alle anderen Lernprozesse, die der Behauptung im Leben dienen, nur mit anderer Wertigkeit. Sie ist immer subjektiv: Derjenige, der in einer bestimmten Situation dieses Gefühl empfindet, hat unter ähnlicher Situation eine für ihn negative Erfahrung gemacht.
Da wir gewöhnlich unsere Kinder so erziehen, wie wir es von unseren Eltern gelernt haben, werden wir gleiche oder ähnliche Fehler machen, wie sie. Gleichzeitig wissen wir, wie sich die Kinder gegen uns wehren können, weil wir ja selbst die Mechanismen angewandt haben oder zumindest versucht haben anzuwenden. Nun befürchten wir -wahrscheinlich

auch wieder größtenteils unbewußt - die Rache unserer Kinder. (Wer legt sich gern einen Igel in's Bett?)

Zu 3.:
Ursachen der Unfruchtbarkeit, die in der gegenwärtigen Situation begründet sind:
Materielle Schwierigkeiten, Unklarheit über das eigene Lebensziel (holt man sich Anerkennung in der Familie, wie es früher die Frauen handhabten, oder im Beruf?) intensive Bindung an das Elternhaus, der Partner ist auch noch nicht reif, eine Familie zu ernähren und zu versorgen, momentane Überbelastungen.

Die Ursachen für Unfruchtbarkeit gelten auch für gestörte Schwangerschaften und Abtreibungen.

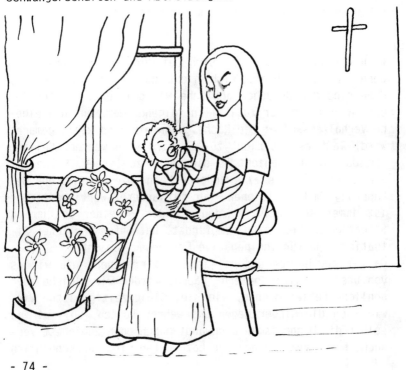

1. Beispiel:

Eine 23jährige Frau kommt wegen einer drohenden Fehlgeburt im zweiten Monat. Sie klagt über Schmerzen und leichte Blutungen. Sie wünscht sich ein Kind. Trotz medikamentöser Behandlung und Bettruhe kommt es zum Abort.

Zu ihrer Situation:
Sie ist berufstätig und wohnt mit ihrem Mann im Hause seiner Eltern. Eigentlich wohnte sie nicht gern im Hause der Schwiegereltern, kann sich aber gegen den Willen ihres Mannes nicht durchsetzen. Zum Zeitpunkt des Abortes zieht das junge Paar innerhalb des Hauses um. Für diesen Umzug werden Möbel, Teppiche, Gardinen und Tapeten gekauft. Gleichzeitig wird die neue Wohnung renoviert . Das Wetter ist auch unbeständig . Sie möchte gern wissen, warum es zum Abort kam.

Unser Gespräch:
Meine Frage: Was erwarten Sie von einem Kind?
Ihre Antwort: Ich weiß nicht, ob das richtig ist, wenn man etwas erwartet. Setzt man es damit nicht unter Druck?

Pause...
    Noch mehr?

Pause...
    ...daß es besser versteht - die ganzen Zusammenhänge. Ganz schön viel verlangt! Noch mehr?

Meine Frage: Welche Eigenschaften hat ein Kind?
Ihre Antwort: Unheimlich niedlich, freut sich, wenn man sich mit ihm beschäftigt.

Pause...
    Im großen und ganzen, wenn man sich um die Kinder kümmert, kriegt man das zurück.

Meine Frage: Welche 'positiven' Eigenschaften haben Kinder?
Ihre Antwort: Schwierige Frage - Wenn man sich mit ihnen beschäftigt, sieht man Erfolge, was es so lernt. Kinder sagen, was sie denken - nicht wie die Erwachsenen. Sie sind offener im Denken - ohne Schranken.

Meine Frage: Welche negativen Eigenschaften haben sie?
Ihre Antwort: Sie wecken einen nachts. Man kann nicht weg, wenn man möchte. Vielleicht findet man jemanden, der sich dann um das Kind kümmert.
Meine Frage: Versuchen Sie einmal, sich in ein Kind zu versetzen. Was könnte ein Kind empfinden und wollen?
Ihre Antwort: Daß man sich um mich kümmert - nicht zu viel. Daß ich nicht beengt werde. Daß man versucht, zu verstehen, was ich will.
Meine Frage: Ist das alles, was Sie wollen?
Ihre Antwort: Ist eine ganze Menge, was die da so wollen. Ist in Ordnung! Ich weiß, worauf das hinausläuft. (Sie lacht.)
Meine Frage: Wie waren Sie als Kind zu Ihrer Mutter?
Ihre Antwort: Ich habe meinem Papa die Pantoffeln gebracht, als ich ganz klein war. Meine Mutter war immer da. Meine Mama hat immer gesagt, ich wäre lieber ein Junge geworden, so wie ich mich immer geprügelt habe. Ich glaube, ich war ziemlich lebhaft. Ich bin mit ihr zum Arzt gegangen und habe ihr beim Anziehen der Stümpfe geholfen. Ich war ein ganz liebes Mädchen. Ich wollte nie so recht essen.

2. Beispiel:
Eine 26jährige Türkin, verheiratet, lebt seit 18 Jahren in Deutschland, ist im dritten Monat schwanger. Sie hatte zuvor drei Totgeburten im siebten, achten und zehnten Schwangerschaftsmonat. Zu ihrer Geschichte:

1. Schwangerschaft:
Bis zur 28. Schwangerschaftswoche verlief diese Schwangerschaft normal. Dann stieg ganz plötzlich der Blutdruck an, es sammelte sich Wasser in den Beinen an und der Urin deutete auf eine Nierenerkrankung hin. Trotz medikamentöser

Behandlung, verschlimmerte sich ihr Gesundheitszustand. In der Zeit der stationären Behandlung starb das Kind in ihrem Leib.
Einige Wochen zuvor war ihr Großvater gestorben. Sie hatte ihn sehr geliebt. Einen Tag vor dem Absterben des Kindes in ihrem Leib hatte sie folgenden Traum:
> Sie hat Kaugummi im Munde. Dieser verklebt ihre Zähne. Sie will ihn ausspucken, aber das geht nicht. Der Mund wird immer voller.

Sie erwacht - schweißnaß.

2. Schwangerschaft:
Kurz vor dieser Schwangerschaft stirbt ihr Schwiegervater. Ihr Schwiegervater ist gleichzeitig ihr Onkel - der Bruder ihrer Mutter. Sie ist nach der Scheidung ihrer Eltern in seinem Hause aufgewachsen.
Die Betreuung dieser Schwangerschaft ist besonders aufmerksam. Bis zur 31. Woche verläuft die Schwangerschaft normal. Innerhalb weniger Tage treten in der 32. Woche Beschwerden wie während der 1. Schwangerschaft auf. Sie geht sofort in die Klinik, aber das Kind stirbt noch am selben Tag in ihrem Leib. In der Nacht zuvor hatte sie den gleichen Traum wie vor der ersten Totgeburt.

3. Schwangerschaft:
Erst während der ersten Monate dieser Schwangerschaft erzählt sie mir auf Anraten ihrer Verwandten die Träume und bittet mich um deren Deutung. Gleichzeitig möchte sie wissen, ob die Ursache der Totgeburten nicht darin begründet sei, weil ihr Mann ihr Cousin ist. Ich frage sie, ob sie ihn liebe. Sie bejaht.
Meine Traumdeutung:
> Kaugummi = Sperma = Kind

Ich sage ihr, daß sie sich gegen das Kind wehre, weil sie vielleicht befürchte, daß es sie ihr Leben kosten könne.

Um jedes Risiko zu vermeiden, wird sie von der Arbeit für die gesamte Schwangerschaft befreit. In der 28. und in der 31. Woche wird sie jeweils eine Woche stationär beobachtet. Es werden keine krankhaften Veränderungen festgestellt. Ab der 36. Woche blieb sie unter täglicher Kontrolle in der Klinik. Ende der 37. Woche setzten Wehen und starke Blutungen ein. Es löste sich der Mutterkuchen. Das Kind starb innerhalb weniger Minuten.
Später erzählte sie mir:
"Ich spürte, daß etwas passieren würde. Ich bat die Ärzte, das Kind zu holen. Aber sie meinten, es sei alles in Ordnung. Man könne das Kind nicht ohne krankhafte Befunde holen. Im Mutterleib sei es am besten aufgehoben. Sie wollten kein unreifes Kind zur Welt bringen, wenn es nicht notwendig ist. In der Nacht vor der Geburt hatte ich folgenden Traum: Der tote Vater, schwarz angezogen, erscheint an meinem Bett mit einem schwarzen Schirm."
Sie deutet diesmal ihren Traum selbst:
Der Tote fordert den Tod eines Lebenden / Schirm = Kind

4. Schwangerschaft:
Sie kommt Anfang des vierten Monats. Da ich sechs Jahre im Orient als Frauenärztin tätig war, kenne ich die dortigen Sitten, Gebräuche und den dortigen Glauben. Ich sage ihr das und bitte sie, mir alles Ungewöhnliche mitzuteilen, was daraufhinweisen könnte, wenn sie wieder soweit ist, das Kind in ihrem Leib zu töten. Außerdem empfehle ich, einen Talismann bei einem Hodscha zu kaufen, um ein Opfer zu bringen. Plötzlich scheint die Barriere zwischen uns gebrochen zu sein. Sie erzählt mir, daß sie während ihres Urlaubs im Sommer eine Wahrsagerin aufgesucht habe. Diese habe sie schon einmal vor ihrer Hochzeit befragt. Sie wußte damals nicht, ob sie ihren Cousin heiraten solle. Sie liebte einen anderen jungen Mann, aber die Familie wünschte die Vereinigung mit dem Sohn ihres Onkels. Die Wahrsa-

gerin legte Bohnen auf die Erde. Die Konstellation der Bohnen war so ausgerichtet, daß sie ihr mitteilen konnte, daß sie ihren Cousin heiraten werde, aber keine glückliche Ehe führen werde.
Nun habe sie die Wahrsagerin wieder aufgesucht. Diese wußte von den Totgeburten. Außerdem sagte sie, daß sie ein Kind haben werde, wenn sie einen Hodscha aufsuchte.
Unsere Patientin ging zu einem Hodscha. Dieser verkaufte ihr drei Talismane: einen für sie, einen für ihren Mann und einen für das Baby.
Nachdem ich meine Freude über diese Wende bekundet hatte, bat sie mich: "Kommen Sie bitte zu der Geburt! Ich weiß, daß nur Sie mir die Kraft geben können, damit ich das Kind lebend zur Welt bringen kann." Ich versprach es ihr.
Die Schwangerschaft verlief außer eines Grippalinfektes im sechsten Monat komplikationslos. Während der Grippe träumte sie:

> Eine Nachbarin hat den Schwiegersohn verloren. Sie ist arm und hungrig. Mehrere Leute gehen in den Hof - ihr Mann ist auch unter diesen Leuten - und wollen Schlangen suchen, um sie der Nachbarin als Mahlzeit zu bringen. Sie selbst will helfen und will eine Schlange über den Hof werfen, wird aber von der Schlange in den linken kleinen Finger gebissen. Sie schreit und ruft:
> 'Kommt nicht näher, die Schlange hat mich gebissen.'
> Ihre Schwiegermutter sagt ihr, sie solle das Gift ausspucken.

Ihre Traumdeutung:
Schlange = Feind / kleiner Finger = Kind
In der 32. Schwangerschaftswoche teilte sie mir mit, daß sie mit der Wahrsagerin telephoniert habe. Diese habe ihr gesagt, daß sie bis Ende des Monats das Kind durch Kaiserschnitt bekommen müßte, ansonsten würde es wieder sterben. Bis zu diesem Termin waren es nur noch fünf Tage. Es gelang, den Chefarzt der Klinik zu überzeugen, daß die Operation trotz normaler Befunde indiziert sei. Am 30. April

wurde per Kaiserschnitt ein gesundes Mädchen mit einem Gewicht von 1600 g geboren. Der Mutterkuchen zeigte frische Veränderungen, die das Kind schon in den nächsten Tagen gefährdet hätten.

Inzwischen ist das Kind drei Jahre alt und hat sich prächtig entwickelt.
Nach der Geburt der Tochter begab sich unsere Patientin in Behandlung zu einem Nervenarzt. Sie leidet unter Kopfschmerzen und Depressionen.
Daraufhin habe ich sie über ihre Familie und Kindheit erneut befragt:
Ihre ersten Erinnerungen an die Eltern sind glücklich. Der Vater war fleißig, hatte ein eigenes Geschäft in der Stadt. Sie wohnten im Winter in der Stadt im eigenen Haus. Den Sommer verbrachten sie, ihre Schwester und ihre Mutter im Dorf der mütterlichen Großeltern.
Nach der Geburt der älteren Schwester brachte der Vater eine zweite Frau in's Haus. Darüber war die Mutter sehr unglücklich. Nach einiger Zeit verließ die zweite Frau die Familie. Unsere Patientin wurde geboren. Die Ehe der Eltern war nicht mehr so glücklich. Der Vater sehnte sich nach einer aufgeschlossenen, modern denkenden Frau. Aber die Mutter kam ihm hier nicht entgegen. Sie schämte sich vor ihrem Mann.
Als unsere Patientin vier Jahre alt war, wurde die Ehe der Eltern geschieden. Der Grund war die allgemeine Zerrüttung (Kartenspielen, Trinken, andere Frauen, Verlust von Haus und Grundbesitz). Der Vater verließ die Familie und versuchte, noch einmal eine wirtschaftliche Existenz aufzubauen. Sie haben Jahre nichts von ihm gehört. Sie wartete vergebens auf ihren Vater. Die Mutter hat morgens in der Stadt den Haushalt geführt und abends genäht. Sie selbst kam in das Haus ihres Onkels. Sie lebten in großer Armut. 1970 ging die Mutter mit ihr nach Deutschland. 1979 kam ihr Cousin nach Deutschland und sie heirateten. Er bekam als ihr Ehemann nur eine Aufenthaltsgenehmigung als Tourist für fünf Jahre. Während

dieser Zeit arbeitete sie und unterhielt ihn. Er verbrachte seine Freizeit mit Freunden in einer türkischen Wirtschaft. Dort begann er, um Geld zu spielen - erst kleinere Beträge, später wurde es immer mehr. 1984 erhielt er endlich die Arbeitsgenehmigung. Aber das Spielen um Geld blieb. Im April 1985 wurde die Tochter geboren. Das Ehepaar streitet sich oft wegen seiner Spielerei.

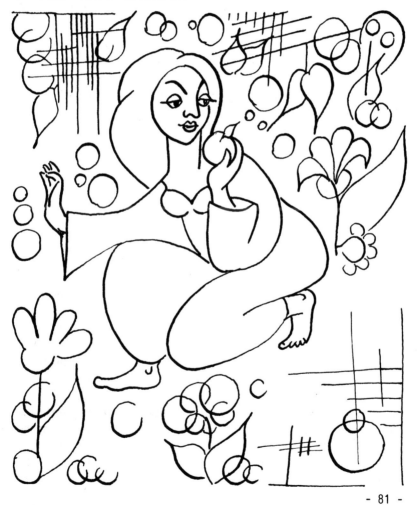

H . ERKRANKUNGEN DER EIERSTÖCKE :

Die häufigsten Erkrankungen der Eierstöcke sind Tumore. Frauen, die keine Kinder geboren haben, erkranken etwa achtmal häufiger an den Eierstöcken, als Frauen mit Kindern.

Unserer Eigenliebe verdanken wir hauptsächlich, daß wir leben und wie wir leben. Sie bestimmt auch unser Verhalten und Handeln. Solange wir das erhalten, was wir uns wünschen und was wir brauchen, und solange die anderen das von uns annehmen, was wir ihnen geben, fühlen wir uns wohl. Erst, wenn zwischen 'Nehmen und Geben' eine Diskrepanz besteht, geht es uns schlecht. Wenn wir etwas geschaffen haben, was den anderen gefällt, was von ihnen angenommen wird, sind wir glücklich. Unsere Gesundheit ist also wesentlich von dieser Harmonie abhängig.
Menschen, die etwas geschaffen haben, was den anderen gefällt und von ihnen akzeptiert ist, leben ewig. Ich denke hier an die Pharaonen, die die Pyramiden schufen, an Christus, den Begründer unserer Religion, an Goethe und Einstein, an Mozart und Rembrandt...Aber nicht jeder Mensch kann ein Virchow, ein Alexander der Große oder eine Marie Curie sein...
Es ist also nicht verwunderlich, daß jeder Mensch danach strebt, etwas zu geben - zu schaffen, das 'ewig' bleibt. Und jeder Mensch hat auch die Möglichkeit, etwas hervorzubringen, das einmalig ist : sein Kind.
Die Eierstöcke sind unsere 'Werkstatt' - auch im übertragenen Sinne: Sie leiden, wenn unser 'Werk' nicht gelingt oder droht zerstört zu werden. Die Übertragung von Kind zu 'Ersatzkind' ist in unserer Zeit ganz besonders offensichtlich. Es gibt nichts Schmerzlicheres, als wenn unser Kind leidet.
In dem Moment, in dem unserem 'Kind' Gefahr droht, verhalten wir uns so, wie wir uns bei Gefahr, die uns selbst drohen würde, verhalten würden: Wir greifen aktiv ein oder wir verharren wie gelähmt. Die Seite - der rechte oder der linke Eierstock - zeigt es uns. Wenn wir der Ansicht sind, daß durch

unser Eingreifen das Übel abgewendet werden kann, wir es aber nicht schaffen, dann erkrankt der rechte Eierstock. Wenn wir aber verharren und zusehen müssen, wie das 'Kind' leidet, weil wir nicht helfen können, dann erkrankt der linke Eierstock.
Heute wundert es mich nicht mehr, warum Krebs der Eierstöcke meist so schnell und tragisch zum Tode führen, wenn ich vergleiche, daß der Mensch für sein 'Hab und Gut'sein Leben riskiert. Dieser Kampf ist auch sehr intensiv und endet oft sehr schnell.
Zusammenfassend möchte ich sagen, daß die Eierstöcke erkranken, wenn das 'Kind' gefährdet ist. Menschen, die viele 'Kinder' haben, sind nicht gefährdet, am Eierstock zu erkranken. Sie werden ihn höchsten spüren, wenn einem der 'Kinder' Gefahr droht. (Es gibt Mütter, die ein Kind besonders lieben, und wenn dieses erkrankt oder stirbt oder sonst irgendwie mißrät, dann hilft auch kein Ersatz.)

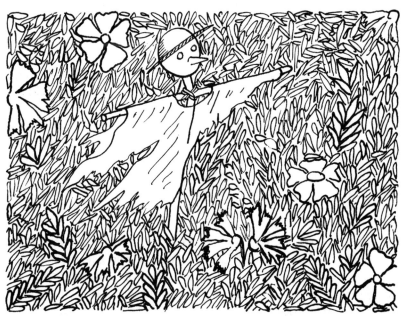

1. Beispiel:
     Eine 32jährige Mutter von zwei Kindern hat eine apfelsinengroße Cyste am rechten Eierstock.
Zu ihrer Vorgeschichte:
Im Frühjahr erkrankt der Sohn am Blinddarm und muß operiert werden. Mehrere Wochen bleibt er der Schule fern. Danach lassen seine Leistungen in der Schule nach. Das Zeugnis ist für die kommende Schulwahl ausschlaggebend. Er ist in der vierten Klasse. Die Mutter lernt täglich mit ihm. Trotz ihrer Bemühungen will der Sohn nicht lernen. Es kommt deswegen zu fast täglichen Auseinandersetzungen zwischen den beiden. Gleichzeitig spürt sie zeitweise Schmerzen im Unterleib. Als das neue Schuljahr beginnt, erhofft sie sich eine Besserung des Sohnes, aber sie wird enttäuscht. Er will nicht lernen. Außerdem kränkelt er so vor sich hin. Sie lernt weiterhin täglich mit ihm. Die zusätzlichen Belastungen durch Haushalt, Familie und das schlechte Wetter machen ihr zu schaffen. Sie fühlt sich abgespannt und die Schmerzen im Unterleib werden stärker und treten häufiger auf.

2. Beispiel:
     Eine 57jährige Hausfrau, keine Kinder, kommt mit einem kindskopfgroßen Eierstockstumor rechts und Wasseransammlung im Leib.
Ich frage sie, seit wann sie wisse, daß sie einen Tumor habe. Daraufhin sagt sie: "Ob Sie es glauben oder nicht, das weiß ich schon seit 17 Jahren. Damals sagte mir ein Heilpraktiker, daß ich etwas an den Eierstöcken habe. Ich ging zum Arzt, aber dieser konnte nichts feststellen. So blieb es dabei. Ich habe mich auch nie wieder untersuchen lassen."
Ihre Geschichte:
Sie war die älteste Tochter von sieben Kindern. Als ihre Mutter starb, mußte sie sich um die Familie und die Geschwister kümmern. Werner war der Jüngste und ihr 'Sorgenkind'. Er wollte nie lernen und schwänzte regelmäßig die Schule. Sie versuchte alles Mögliche, schlug ihn, lernte mit ihm, aber es

half nichts. Er schwänzte weiterhin die Schule und lernte weder lesen noch schreiben. Die Schuldirektion verweigerte die Ausbildung und Werner mußte in ein Internat. Aber die Kosten für das Internat oblagen der Familie. Das wurde zu teuer und Werner kam nach Hause zurück. Sie fühlte sich schuldig, daß Werner weder lesen noch schreiben konnte. Sie erzählt: "Er ist ein herzensguter Junge. Handwerklich ist er sehr begabt. Alles, was er in die Hand nimmt, gelingt ihm."
Seit 15 Jahren lebt sie in der Bundesrepublik und Werner in Polen. Er ist nicht verheiratet und sie wünscht, daß er hierher übersiedelt. Vor etwa drei Jahren hat sie ihm den Vorschlag gemacht, einen Antrag auf Übersiedlung zu stellen. Dieser wurde von den polnischen Behörden abgelehnt. Seit dieser Zeit klagt sie über Magenschmerzen. Ihr Hausarzt vermutete eine Bauchspeicheldrüsenerkrankung. Die Beschwerden ließen sie resignieren. Zwei Tage vor ihrem Besuch in meiner Praxis erhielt sie die Nachricht, daß Werner zu Besuch in die BRD kommen darf. Sie ging sofort zu ihrem Hausarzt, der sie zu mir schickte. Am nächsten Tag ging sie in die Klinik und wurde sehr bald operiert. Die Genesung war ohne Komplikationen. Als ich sie später fragte, ob sie einen Zusammenhang zwischen ihrer Krankheit und Werner sehe, sagt sie: "Ich muß doch gesund sein, wenn er kommt. Er kann doch weder lesen noch schreiben. Ich muß ihm doch seine Anträge ausfüllen." Ich frage sie, was ihr Mann dazu sage. Sie antwortet: "Er sagt immer: 'Du behandelst Werner wie einen kleinen Bubi.'"

3. Beispiel:
    Eine 57jährige Witwe kommt wegen eines Eierstocktumors. Es ist Krebs, beide Eierstöcke sind befallen, außerdem der Darm und das Bauchfell. Sie wird operiert und medikamentös nachbehandelt.
Ihre Geschichte:
Sie lebt allein. Ihr einziger Sohn lebt in Süddeutschland. Er ist verheiratet und hat selbst einen Sohn. Ihr Sohn war ihr 'Ein and Alles'. Sie hätte wenigstens ihren Enkelsohn zeit-

weise bei sich. Auf meine Frage, warum sie nicht öfter zu ihrem Sohn und dessen Familie führe, antwortet sie: "Meine Schwiegertochter ist etwas komisch. Ich glaube, daß sie eifersüchtig ist. Wenn mein Sohn zu mir kommt, dann kommt er wie ein Dieb. Er bleibt nur einige Stunden und verschwindet wieder." Ich sage ihr, daß doch der Enkelsohn zu ihr kommen könnte. Er ist doch noch klein und geht noch nicht zur Schule. Daraufhin erzählt sie: "Meine Schwiegertochter möchte nicht, daß ihr Sohn von anderen beeinflußt wird." Zur Zeit ihrer Erkrankung erkrankt auch ihre einzige Freundin. Nun ist sie ständig allein. Die einzige Abwechslung sind Handarbeiten für ihren Sohn. Sonst bereitet ihr nichts mehr Freude.

4. Beispiel:
    Eine 64jährige Rentnerin kommt wegen Eierstockskrebs, wird operiert und nachbehandelt.
Zu ihrer Geschichte:
Sie lebt allein. Sie sagt, daß sie die Menschen nicht mag. Sie war während des III. Reiches BDM - Führerin, hatte deshalb ihr Leben lang danach Schwierigkeiten und wurde überall 'geschnitten'. Der einzige nahe Mensch war ihr Neffe. Aber dieser ist nach Süddeutschland gezogen, und seitdem unterhält sie kaum noch Kontakt zu ihm. Sie erzählt, sie hätte nur einen Fehler in ihrem Leben gemacht: Ihr Verlobter wollte sie noch während des Krieges heiraten. Sie weigerte sich aber damals, weil sie selbst sehr engagiert war und die Hochzeit nach dem Sieg feiern wollte. Ihr Verlobter ist im Kriege gefallen. Heute wisse sie, wenn sie ein Kind bekommen hätte, dann hätte sie wenigstens einen Menschen, für den es sich lohne zu leben.

5. Beispiel:
    Eine 26jährige Krankenschwester, ein Sohn, kommt zur Schwangerschaftsbetreuung. Sie hat eine apfelsinengroße Cyste am linken Eierstock.
Zu ihrer momentanen Situation:

Die berufliche Tätigkeit strengt sie an. Nachts kann sie nicht mehr gut schlafen. Der zweijährige Sohn möchte nur noch im elterlichen Bett schlafen, seit sie schwanger ist. Alle Versuche, ihn in sein eigenes Bett zu schicken, schlagen fehl. Er wird nachts plötzlich munter und fängt an zu weinen. Er weiß, daß er ein Geschwisterchen bekommen wird und freut sich auch darauf.
Die Eierstockscyste muß nach der Geburt operiert werden. Ich deute ihr den Zusammenhang zwischen Eierstock und Kind. Sie erzählt, daß der Sohn auch nach der Geburt seines Bruders nicht in seinem Bett schlafen wollte. Sie hätte es aber durchsetzen können. Nun kränkelt er leicht. Sie weiß nicht, was sie tun könnte.

6. Beispiel:
Eine 50jährige Hausfrau, Mutter von zwei erwachsenen Kindern, kommt wegen einer pflaumengroßen Cyste am linken Eierstock.
Ihre Situation:
Seit die Kinder aus dem Haus sind, hat sie eine Tätigkeit angenommen. Abends sei sie oft 'geschafft', zumal sie ein großes Haus zu versorgen habe und keine Putzfrau mehr helfe. Auch könne sie in letzter Zeit nicht mehr so gut schlafen. Ich erkläre ihr den Zusammenhang zwischen Eierstock und 'Kind'. Sie sagt, mit den Kindern gäbe es wirklich keine Probleme. Das Einzige, was in Frage käme, wäre die Krankheit ihres Katers, der wie ein 'Kind' sei und den sie sehr liebe.

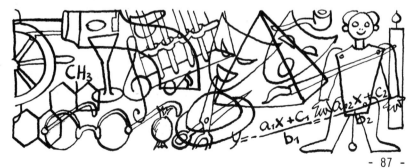

I . DIE PUBERTÄT :

Die Pubertät ist die einsetzende Geschlechtsreife. Sie beginnt mit Einsetzen der Periode und endet etwa mit 18 Jahren. Im Mittelalter nannte man sie die Zeit der Mannbarkeit oder des Erwachsenwerdens. Heute scheint sich diese Zeit zu verschieben. Laut einer Umfrage in der Bundesrepublik halten sich ca. 20 % unserer Bürger im Alter von 18 - 30 Jahren für Jugendliche.
Während dieser Zeit bereitet sich der Jugendliche auf sein späteres Leben vor: Er erlernt einen Beruf, um seine Existenz sichern zu können und erwirbt ethische und moralische Tugenden, um später seiner Verantwortung gegenüber seinen Kindern und Mitbürgern gerecht werden zu können. Diese Zeit ist die anstrengendste Zeit im Leben eines Menschen. Die Schule und das Elternhaus sind vor allem die Plätze, wo ihnen das Handwerkszeug dafür geboten wird. Sie erhalten das Grundwissen auf allen Gebieten, die ihnen später ihren Platz in der Gesellschaft bieten, wo sie sich behaupten können, wo sie ihre Kreativität voll entwickeln können. Wie wir schon in den vorigen Kapiteln lesen konnten, ist es sehr wichtig für das Glück und die Gesundheit eines Menschen, sein Wirkungsgebiet zu kennen und zu wissen, was er dort leistet und was er von dort erhält.
Die Pubertät ist die Zeit, in der ein Mensch sich in den Grundzügen über seine Rechte und Pflichten in der Gesellschaft Klarheit verschafft.
Das Erbe, das die heutige Jugend antritt (die Umweltverschmutzung durch unsere industrialisierte Konsumgesellschaft) bietet viele Möglichkeiten der Entfaltung. Dieses Erbe verlangt aber auch Verzicht - Verzicht auf diesen Luxus, der unsere Welt in das Verderben stürzen wird. Leider sind wir - die Eltern dieser Generation- keine guten Vorbilder. Wenn wir uns in den Wohnungen umschauen: Wir spielen nicht mehr - wir haben das Fernsehen, wir singen nicht mehr - wir haben Boxen,

wir tanzen nicht mehr - wir trinken Alkohol, wir wandern nicht mehr - wir fahren mit unseren Autos, wir fasten nicht mehr - wir essen und kotzen das Gegessene wieder aus, wir sparen an Zuwendung - dafür vergeuden wir Pillen, wir produzieren die Drogen und vergiften unsere Kinder. Wir lernten alle in der Schule Geschichte, aber wir haben nichts gelernt aus diesen Jahrtausende alten Überlieferungen. Die materielle Denkweise hat uns zwar viele Erkenntnisse gebracht, sie kann uns aber auch verderben. Die Profitgier ist die Ursache für Streß - Streß ist Ursache für Leid - Leid ist Ursache für Profitgier - Profitgier ist Ursache für Streß - Streß ist....

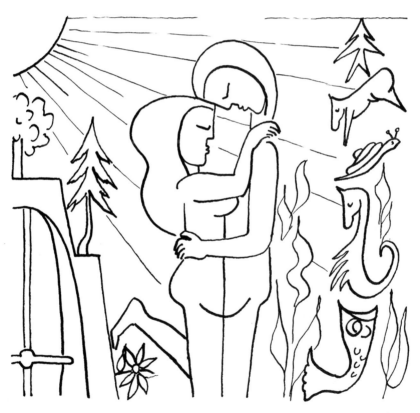

K. SCHWIERIGKEITEN BEI SCHWANGERSCHAFTSVERHÜTUNG:

Die üblichen Mittel für Schwangerschaftsverhütung sind Hormonpräparate - die 'Pille' und 'Dreimonatsspritze', chemische Mittel - Zäpfchen, Cremes und lokale Mittel - 'Spirale', Diaphragma und Condome.
Üblicherweise sind alle Verhütungsmittel gut verträglich und haben nur geringe Nebenwirkungen. Früher war ich erstaunt über die Nebenwirkungen, die hauptsächlich bei der hormonalen Verhütung auftreten. Wenn ich die Frauen, die die 'Pille schlucken', beobachtete, dann stellte ich fest, daß sie auch andere Dinge 'schlucken', die ihnen 'nichts' ausmachen. Ähnlich sieht es bei den chemischen Mitteln aus: Was enthalten allein die Kosmetika? Aber diese werden gewöhnlich gut vertragen. Und nicht anders ist es um die 'Spirale' bestellt: In der modernen Chirurgie werden Platten und ganze künstliche Gelenke eingebaut, Herzschrittmacher und sogar Organe von anderen Menschen. Aber eine kleine Spirale wird nicht vertragen. Was ist die Ursache?
Sie nimmt die Pille, weil sie kein Kind haben möchte. Da sie aber Beschwerden hat und diese an der Pille festmacht, gibt es wahrscheinlich ein anderes Problem, das ihr zu schaffen macht, das ihr aber nicht bewußt ist. Die Körpersprache kann uns an dieses Problem heranführen. Wird dieses Problem nicht erkannt, dann kann es passieren: Die Pille wird abgesetzt und es tritt vielleicht eine Schwangerschaft ein. Diese könnte vielleicht das bestehende Problem lösen, aber für die junge Frau entstünden andere Probleme, die noch schwieriger sind.

1. Beispiel:
Ein 17jähriges Mädchen nimmt seit sieben Monaten die Pille. Sie hat fünf Kilogramm zugenommen. Ich frage sie, was passieren würde, wenn sie die Pille absetzte. Sie meint, daß sie dann wahrscheinlich schwanger werden würde. Als ich sie fragte, ob sie das vielleicht wolle, antwortet sie: "Mein Freund ist 10 Jahre älter als ich. Er wünscht sich ein Kind.

Aber ich muß ja noch in die Schule gehen. Außerdem möchte ich danach noch studieren."

2. Beispiel:
Ein 17jähriges Mädchen klagt über Übelkeit nach der Pilleneinnahme. Ich frage sie, was geschehen würde, wenn die Pille 'versagt'. Sie zuckt die Schultern und antwortet: "Ich weiß nicht...meine Mutter wird nicht begeistert sein, wenn ich ein Kind nach Hause bringe. Vielleicht kümmert sie sich dann um das Kind." Ich frage nach ihrem Freund. "Mein Freund wird, glaube ich, zu mir halten...Abtreiben - unmöglich!"

3. Beispiel:
Ein 19jähriges Mädchen klagt über Kopfschmerzen in letzter Zeit, obwohl sie die Pille schon länger nimmt. Trotzdem führt sie ihre Beschwerden auf die Pille zurück. Ihre Mutter habe früher auch die Pille genommen und dadurch Migräne bekommen. Sie glaubt, daß das vererbt sei. Als ich sie über ihre momentane Situation befage, erzählt sie: "Im Moment bin ich zwar gestreßt. Das Abitur steht vor der Tür. Ich weiß noch nicht, was ich danach machen werde, studieren, eine Lehre anfangen... Vielleicht arbeite ich erst einmal und überlege mir noch, was ich tun werde."

4. Beispiel:
Ein 18jähriges Mädchen klagt über Zwischenblutungen seit drei Monaten. Ich erkläre ihr den Zusammenhang zwischen Gemütlichkeit im Heim und Blutungen und sie erzählt: "Das haut hin! Seit drei Monaten hat unsere Clique immer etwas vor und ich komme spät nach Hause. Meine Eltern sind sauer. Meine Mutter schimpft über die Unordnung in meinem Zimmer. Aber ich fühle mich wohl, wenn es ein bißchen durcheinander ist. Ich hasse das Sterile!"

L. DIE EIGENSTÄNDIGKEIT DER EIZELLE UND FRUCHT:

Die Besonderheit der Eizelle besteht darin, daß sie sich grundsätzlich von allen Zellen des Menschen unterscheidet: Während alle Zellen einen doppelten Chromosomensatz haben, hat die Eizelle nur einen halben Chromosomensatz. (Die andere Hälfte erhält sie von dem männlichen Samen, der ebenfalls nur einen halben Chromosomensatz besitzt.) Die Eizelle 'ruht' im Eierstock. Im Laufe des Lebens kann es passieren, daß aus der Eizelle ein Tumor entsteht. Dieser Tumor ist immer gutartig. Er kann Zähne, Haare, Knochen beinhalten.
Es gibt noch einen zweiten Tumor der Eizelle, der sich erst nach der Befruchtung durch den Samen entwickeln kann. Dieser Tumor ist bösartig. Er entwickelt sich in der Gebärmutter, nachdem sich das befruchtete Ei dort eingenistet hat. Oder er entsteht nach Schwangerschaften aus kindlichen Resten des Mutterkuchens. Dieser Tumor ist aber unter den Krebsarten der gutartigste, den es gibt. Wenn man ihn entfernt, ist die betreffende Frau geheilt.
Wir wissen heute, daß Mißbildungen des Feten fast immer zum Abort führen. Es sind nur Ausnahmen, daß Kinder mit Fehlbildungen lebensfähig sind.
Ein anderes Phänomen ist, was wir auch noch nicht so lange wissen, daß die Kinder sich aktiv bei der Geburt beteiligen: Sie stoßen sich regelrecht aus der Gebärmutter hinaus.
Ich spreche hier absichtlich über die Eigenständigkeit der Eizelle und des daraus sich entwickelnden Kindes, weil es nicht nur so dahingesprochen wird, daß das Kind nicht der Mutter gehört, daß es nur eine vorübergehende 'Leihgabe' ist, sondern daß es tatsächlich so ist. Wie wir schon in den vorigen Kapiteln lesen konnten, führt der Kampf um einen Besitz, um Macht immer zu Verausgabung der Kräfte und somit zu Leid und Krankheit. Wenn wir etwas 'schaffen' und 'zur Welt' bringen, dann gehört es ihr auch und nicht mehr uns allein. Noch nie verschwand der Besitz eines Menschen bei dessen Tod.

Ein Fallbeispiel:
Eine 27jährige Mutter von zwei Kindern kommt wegen Kinderwunsch. Sie selbst hat eine körperliche Fehlbildung. Sie hat nur eine Niere und eine doppelt angesetzte Gebärmutter. Ihr erstes Kind ist geistig und körperlich behindert. Sie ist geschieden und möchte wieder heiraten. Der Mann, den sie sich ausgewählt hat, kann das behinderte Kind nicht leiden. Sie möchte es deshalb abgeben, denn sie liebt diesen Mann und möchte auf ihr Glück nicht verzichten. Außerdem bereitet ihr das Kind Kummer und Sorgen. Bevor sie das Kind unterbringen kann, verläßt sie der Geliebte. Sie ist froh, daß sie das Kind behalten hat. Bald lernt sie einen anderen Mann kennen. Dieser hat auch viel Pech in seinem Leben gehabt. Er hatte auch zwei Kinder, von denen er das erste verlor. Danach war seine Ehe zerrüttet. Er ließ sich scheiden. Die Beiden heiraten. Sie wird schwanger. Die Schwangerschaft verläuft nicht komplikationslos: Sie hat oft Schmerzen. Wir führen Gespräche, bei denen sie mir über ihre Eheanfangsschwierigkeiten berichtet. Die neue Situation belastet sie. Besonders bereitet ihr die Tochter des Ehemannes Kummer, sie ist in der Pubertät. Im siebten Monat kommt es zu vorzeitigen Wehen. Im Krankenhaus können diese gestoppt werden. Sie wird wieder aus dem Krankenhaus entlassen. Die Medikamente, die ihr verschrieben wurden, setzt sie selbst ab. Daraufhin frage ich sie im Beisein ihres Mannes, ob sie das Kind nicht haben wolle. Ich stelle diese Frage absichtlich, zumal sie sich oft über ihren Mann beklagt hat. Ich verordne Bettruhe und bitte den Ehemann, sich gut um sie zu kümmern. Drei Wochen später kommt es doch zur Geburt durch Kaiserschnitt. Vorangegangene Operationen hatten viele Verwachsungen verursacht. Auf ihren Wunsch, der vor der Operation mit dem Operateur eingehend besprochen wurde, werden die Eileiter unterbunden. Das Kind hat einen Bauchnabelbruch, ist unreif und stirbt nach zwei Stunden.
Das Schicksal schlägt weiterhin hart zu: Vier Monate später

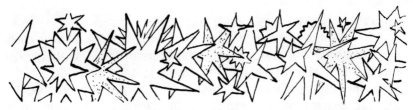
verunglückt der behinderte Sohn tödlich beim Schwimmen. Sie hatte sich gerade mit anderen Leuten unterhalten, als die Wellen einsetzten.
Ihr Unglück verfolgt sie weiter. Der Mann will sich scheiden lassen. Sie findet einen Grund für ihr Leiden: Sie glaubt, daß sie die Eileiterunterbindung nicht hätte machen lassen, wenn sie gewußt hätte, daß ihr Kind nicht lebensfähig ist. Sie hätte schon im vierten Monat abgetrieben. Aber zu dieser Zeit hatte das Kind noch nicht den Bruch, der auch kein Grund für eine Abtreibung ist. Sie sucht einen Rechtsanwalt auf, der sie in ihrer Forderung bestärkt: Sie klagt mich für ihre 'umsonst' erlittenen Schmerzen beim Gericht an. Sie macht mich verantwortlich für die Zerrüttung ihrer Ehe - seit unserem Gespräch im Beisein des Ehemannes hält dieser sie für eine Simulantin - und erwähnt in ihrer Anklage gegen mich sogar den Tod ihres Sohnes. Das Gericht weist die Anklage zurück. Sie ist aber so unglücklich, daß sie nicht aufgibt. Aber auch das Oberlandesgericht weist die Anklage zurück. Als ich sie nach der Verhandlung frage, was sie dazu getrieben habe, so mit mir umzugehen, antwortet sie:
"Ich wollte doch einmal glücklich werden."

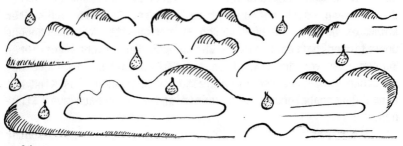

M . KLIMAKTERISCHE BESCHWERDEN :

Unser Leben ist in vier Hauptabschnitte unterteilt: Kindheit, Jugend, Geschlechtsreife und Reife oder Alter.
Während der Kindheit lernt der Mensch, wie und wo er seine Lebenskraft bekommen und abgeben kann. Er steckt sich sein Lebensziel und entwickelt seinen Lebensstil.
Die Pubertät ist der Übergang von Jugend zu Geschlechtsreife. In dieser Zeit erlangt der junge Mensch die ethische und moralische Reife und bereitet sich auf seinen Beruf oder späteren Wirkungskreis vor.
In der Geschlechtreife gründet der Mensch eine Familie und gibt sein Wissen an die nachfolgende jüngere Generation in Familie und Beruf weiter. In dieser Zeit wird auch die Grundlage für eine gewisse materielle Absicherung für das Alter geschaffen. Es werden weiter Erfahrungen über das Leben - unser 'Sein' gesammelt.
Im Klimakterium löst sich der Mensch von seinen bisherigen Verpflichtungen und bereitet sich auf sein Alter vor.
Im Alter nimmt er kritischen Rückblick auf sein Leben und bereitet sich auf den Tod vor. Während dieser Zeit hat er nur noch die Aufgabe seine Erfahrungen den Jüngeren mitzuteilen, wenn sie ihn danach fragen.
Wie schon gesagt, ist das Klimakterium der Übergang von der Geschlechtsreife zum Alter. In dieser Zeit 'geben wir den Löffel ab'. Wir haben die Grundlage für unsere materielle Versorgung geschaffen und können uns nun intensiver über uns selbst Gedanken machen: Wie wir unsere Aufgaben und Verpflichtungen erfüllt haben. Dieser Lösungsprozeß ist mitunter sehr schmerzhaft. Während früher - in den Großfamilien - dieser Wechsel wahrscheinlich unproblematischer verlief, treten heutzutage oft Schwierigkeiten auf. Der Grund ist die Kleinfamilie und die Pensionierung im Industriezeitalter. Außerdem erlaubt die Hektik unserer Zeit nicht, daß wir uns täglich über uns und unsere Umwelt Gedanken machen, daß wir regelmässig miteinander über unsere Probleme sprechen.

Das Klimakterium sollte eine frohe Zeit sein - ein 'Erntedankfest', denn während dieser Zeit bringen wir unsere Ernte ein: Wir schauen zurück auf unsere Leistung. Sie spiegelt sich in unserer Umwelt, wir sehen sie auf den Gesichtern unserer Familie und Mitmenschen, an unseren Gärten, Wäldern, Tieren, Häusern, Straßen...
Viele Frauen leiden in dieser Zeit: Sie fühlen sich abgespannt, klagen über Hitzewallungen und Schlafstörungen, die ersten Krankheiten machen sich bemerkbar - kurz der Lösungsprozeß fällt ihnen schwer. Es gibt viele, die Haushalt und Familie als Wirkungsfeld ausgesucht hatten, nun noch einmal von vorn beginnen möchten, indem sie sich beruflich neu engagieren. Sie meinen, daß sie sich beschäftigen möchten, sonst fiele ihnen 'die Decke auf den Kopf'. Aber in Wirklichkeit ist das nur eine Ausrede, denn sie suchen ja einen neuen Wirkungskreis. Und diesen müssen sie sich suchen, weil sie Angst haben, die nächste Periode zu beginnen. Ich habe immer wieder feststellen können, daß der Tod eine großes Tabu ist. Sobald die Sprache darauf kommt, wird das Thema abgewürgt. Wenn wir unsere Umwelt betrachten, können wir diese allgemeine Angst sehen: Überall werden Verjüngungs- und Frischzellenkuren angeboten, es werden Verjüngungsoprationen durchgeführt, die weißen Haare werden gefärbt, wir sehen ältere Leute, die auf Asphaltwegen joggen, Frauen quälen sich, die jugendliche Figur zu wahren, sie braten in der Sonne...
Während dieser Zeit trennen sich viele von ihren Partnern. Warum? Sie wollen noch einmal 'neu' anfangen, weil so die Zeit aufhalten zu können glauben. Aber das ist ein Irrtum. Und wenn man diesen Irrtum erkennt, kann es zu spät sein. Das Denkraster ist eingefahren. Es wartet die Resignation: Sie sterben oder werden senil - verhalten sich wieder wie kleine Kinder: müssen gefüttert und gesäubert werden.
Und dabei ist das Feld der Beschäftigung so groß! Diese Zeit ist die Zeit der Ernte: Wir betrachten unsere Früchte. Die materiellen Früchte sind unser Haus, unsere Familie, unser Werk. Die Früchte unserer ethischen und moralischen Arbeit

können wir betrachten, wenn wir die Fragen über Ethik und Moral für uns klären:
Was sind Liebe, Gerechtigkeit, Fürsorge, Treue, Mitleid, Haß, Eifersucht, Neid, Habgier, Heldentum, Glück, Schicksal, Zufall, Angst, warum sind Menschen aus gleicher Familie so unterschiedlich, und wie sind wir selbst mit diesen Gefühlen und Problemen umgegangen? Wenn wir uns kritisch mit all den Fragen des Lebens befassen, werden wir feststellen, daß wir viele Fehler gemacht und gedacht haben. Wir werden plötzlich feststellen, daß allen Menschen Fehler unterlaufen und wir werden nachsichtig für eigene Fehler und die Fehler der anderen. Und diese Nachsicht macht glücklich und zufrieden. Sie nimmt uns die Angst vor dem Tod und verlängert dadurch unser Leben.
Auf diesem Wege der Erkenntnis leiten uns die Erfahrungen aus Philosophie, Religion, Psychologie, Astrologie, Parapsychologie, Naturwissenschaften, Literatur und Kunst.
Zusammenfassend kann gesagt werden, daß klimakterische Beschwerden zu dem Zeitpunkt auftreten, wenn wir den Rückblick auf unser Leben beginnen und uns teilweise davor scheuen - wie ein Auto, das mit angezogener Handbremse fährt.

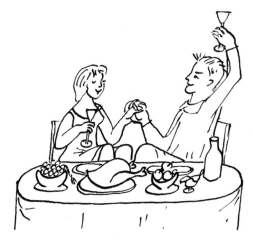

II. ANREGUNGEN ZUR SELBSTTHERAPIE:

Grundvoraussetzungen für eine Selbsttherapie sind:
1. Das Wissen: gesund zu sein und zu bleiben ist oft anstrengender als krank zu werden.
2. Jeder erwachsene Mensch ist für sich selbst voll verantwortlich.
3. Man muß selbstkritisch an alle Situationen herangehen: Man darf nichts beschönigen.
4. Es zählt nur das Ergebnis.
5. Das Leben und die Natur kennen keine Wertung: Es gibt für sie kein 'Gut' oder 'Böse'.
6. Das Leben und die Natur kennen keine Zeit: Es gibt weder Vergangenheit noch Zukunft, es gibt nur das 'Heute'.
7. Das Leben und die Natur kennen keine Hoffnung.
8. Das Leben und die Natur haben die Tendenz sich auszudehnen - ohne jegliche Rücksicht.
9. Die Gedanken sind sehr starke Kräfte, die nicht mit den üblichen Methoden meßbar sind. Sie sind dem Ausdehnungsgesetz ebenso unterworfen wie alles andere in der Welt. Die Auseinandersetzung mit widersprüchlichen Gedanken bilden unsere Meinungen und Ansichten.
10. Meinungen und Ansichten sind immer objektiv richtig, aber nicht absolut die Wahrheit.
11. Grund zur Auseinandersetzung sind alle Dinge, die unsere Welt darstellen: Mensch, Tier, Pflanze, Wasser, Luft, Stein, Zeit, Raum, Kraft, Ethik, Moral, Fantasie, Traum, Wunsch, Vorstellung, Gefühl, Meinung etc.
12. Allgemein übliche Auseinandersetzungsmöglichkeiten und Ausdehnungsmöglichkeiten sind:
Familie, Beruf, Politik, Kultur, Kunst, Sport, Forschung, Natur
13. Jeder Mensch möchte irgendwo der Erste oder Beste sein.
14. Das Verhalten ist immer lebensstiltypisch.

Man kann den Lebensstil anhand von Begebenheiten und Träumen erkennen, indem ganz sachlich Verlauf und Resultat analysiert werden.
15. Hinter jeder Krankheit steht Angst: Es ist die Angst vor Isolation, oder Existenzangst, oder die Angst vor Gewalt.
16. Das Organ, das erkrankt, entspricht der Funktion im Leben, die im Moment vernachlässigt wird. D.h.: Wenn man in seiner Umgebung im Moment gebremst oder blockiert wird, eine Tätigkeit oder Funktion auszuführen, die aber wichtig ist, dann reagiert das entsprechende Organ. An ihm wird die Tätigkeit vollzogen.
Zum Beispiel:
Zu meiner Gemütlichkeit im Heim gehört Friedlichkeit zwischen meinen Familienangehörigen. Bei Streit reagiere ich dann, wenn es mir zu 'bunt' wird, indem ich die Störenfriede aus der Wohnung weise. Kommt es nun durch irgendwelche äußeren Umstände, die meine ganze Kraft brauchen, soweit, daß ich bei Streitigkeiten nicht mehr in der Lage bin, für Ruhe und Frieden in meinem Heim zu sorgen, dann übernimmt das für mich meine Gebärmutter: Sie blutet - sie 'reinigt' das Heim. (Der Vorteil dieser Krankheit ist nicht gering: Ich vernachlässige jetzt die anderen Dinge, die mich Kraft kosten, außerdem bekommen die Störenfriede ein schlechtes Gewissen und halten Ruhe. Mein Nachteil ist aber, daß ich bei laufenden Wiederholungen meine Gebärmutter verlieren kann.)
17. Eine genaue Diagnose des Arztes.

18. Die wichtigste Grundvoraussetzung für Gesundheit ist die LIEBE.

Schon in der Bibel heißt es: "Liebe den Nächsten wie Dich selbst."
Wenn ich mich selbst liebe, umgebe ich mich mit Dingen, die mir gefallen. Ich unterhalte Kontakt zu Menschen, die ich

lieben und achten kann. Ich verhalte mich gegen sie so, daß ihre Selbstachtung nicht gefährdet ist. Ich darf sie nicht entwerten.
Beispiele:
Wenn ich zu einer Verabredung mit bestimmten Personen häufig oder immer zu spät komme, dann entwerte ich sie gegenüber anderen Personen, zu deren Verabredung ich unbedingt pünktlich sein möchte. Jene Personen kränke ich. Damit verletze ich meinen eigenen Stolz: Habe ich es wirklich nötig, einen Menschen zu kränken?
Wenn ich einem Menschen immer wieder Geld gebe, weil er oft in Not ist, dann sage ich ihm indirekt: Du bist zu schwach, Dir selbst Geld zu verdienen. Damit protze ich mit meiner Überlegenheit. Vielleicht ist mir dieser Mensch in anderen Dingen überlegen, auf die ich neidisch bin. Ich will ihn somit degradieren.
Wenn mir ein Mensch immer wieder mit den gleichen Problemen 'ankommt', und ich ihm immer wieder den gleichen Rat gebe, weil ich selbst keinen anderen Rat weiß, dann 'verarscht' er mich. Warum lasse ich mir das gefallen? Ich mache das solange mit, bis er endlich tut, was ich ihm rate und damit ist mein Gedanke 'besser' als seiner - ich erhebe mich über ihn, oder er tut doch, was er will, dann bin ich wieder enttäuscht, mein Selbstwertgefühl wurde gemindert.
Wenn ich allen alles 'recht machen' will, was passiert dann?: Indirekt sollen alle mit dem zufrieden und glücklich sein, was ich mache, was ich ihnen biete. Ein sehr hoher Anspruch, den nicht einmal Gott erfüllen kann.

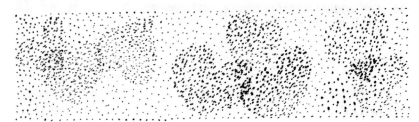

FRAGEBOGEN:
Analyse:

Folgende Fragen beantworten Sie bitte kritisch:
1. In welcher Entwicklungsphase befinden Sie sich?
   ....
2. Was ist Ihnen (der Reihenfolge nach) im Leben wichtig?
   ....
   ....
3. Was beschäftigt Sie im Moment besonders?
   ....
4. Welches Organ 'äußert' Beschwerden?
   ....
5. Wie hat sich das Organ verändert; Was fühlen Sie?
   ....
   ....
6. Welche Funktion hat dieses Organ? (Sie können Ihren Arzt fragen)
   ....
   ....
7. Welche Ihrer Tätigkeiten ähnelt dem 'Verhalten' Ihres kranken Organs?
   ....
8. Welche Angst könnte dahinter verborgen sein, daß Sie diese Funktion vernachlässigen (ankreuzen)?
   Isolationsangst:..
   Existenzangst:..
   Angst vor Gewalt (z.B.Druck):.............................
9. Wann empfanden Sie in Ihrer Kindheit ähnliche Ängste und was ist damals passiert?
   ....
   ....
   ....
   ....
   ....

10. Ist diese Angst heute auch noch berechtigt?
11. Was erwarten die Beteiligten in dieser Beziehung von Ihnen? Schreiben Sie nur das auf, was tatsächlich abgemacht wurde:..
....
....
....
12. Welche zusätzlichen Erwartungen haben Sie an diese Personen?..
....
....
....
....
13. Haben Sie mit den Betreffenden über Ihre Erwartungen gesprochen?
....

Therapieplan:

1. Gespräch mit dem jeweiligen Partner: Er muß wissen, was Sie wollen, Sie müssen wissen, was er will.
2. Erarbeiten Sie gemeinsam ein Programm, das den Vorstellungen von Ihnen und ihm nahe kommt.
3. Halten Sie Ihre Verpflichtungen ein und bestehen Sie darauf, daß der Partner seine Verpflichtungen auch einhält.
4. Werden Kompromisse geschlossen, so müssen auch diese eingehalten werden - bis zur letzten Konsequenz!
5. Haben Sie im Moment Dauerbelastungen, dann überlegen Sie, wo Sie im Moment 'kürzer' treten können.
6. Handelt es sich um Kinder als Partner, dann stellen Sie Ihre Forderungen und Bedingungen. Halten Sie sich ganz konsequent an diese Bedingungen. Das Kind ist schnell lernbereit und schätzt Konsequenz - das hilft ihm vertrauen zu können.

Analyse eines Fallbeispiels:

Ein 22jähriger berufstätiger Student klagt über Magenbeschwerden.

Meine Frage:	In welcher Entwicklungsphase befinden Sie sich?
Seine Antwort:	Jugend - Übergang zur Geschlechtsreife.
Meine Frage:	Was ist Ihnen im Leben am wichtigsten - der Reihenfolge nach?
Seine Antwort:	1. Das Wissen - es bleibt mir erhalten, solange ich lebe. 2. Der Beruf - zur Selbstentfaltung, um meine Stärke messen zu können, zur materiellen Absicherung. 3. Familie - um einen Rückhalt zu haben. 4. Sport - Freundeskreis - Kultur - für meinen seelischen Ausgleich. 5. Gesellschaft - zu meiner Orientierung in beruflicher Sicht überhaupt.
Meine Frage:	Was beschäftigt Sie im Moment besonders?
Seine Antwort:	Mir steht ein doppelter Umzug bevor. Ich habe einen Mietvertrag abgeschlossen, der Ende des Jahres ausläuft. Die Wohnung muß renoviert werden. Nach zwei Monaten will ich in diese Wohnung wieder einziehen, wenn sie nicht zu teuer wird.
Meine Frage:	Welches Organ äußert Beschwerden?
Seine Antwort:	Der Magen.
Meine Frage:	Wie hat sich das Organ verändert; Was fühlen Sie?
Seine Antwort:	Druck, Füllegefühl.
Meine Frage:	Welche Funktion hat dieses Organ?
Seine Antwort:	Es nimmt die vorgekaute Nahrung auf und beginnt die Umsetzung der Nahrung.

Meine Frage:	Welche Ihrer Tätigkeiten ähnelt dem Verhalten des Magens?
Seine Antwort:	Das Studium. Ich müßte lernen, komme aber nicht dazu. Das bedrückt mich.
Meine Frage:	Welche Angst könnte dahinter verborgen sein, daß Sie diese Funktion vernachlässigen?
Seine Antwort:	Druckangst
Meine Frage:	Wann empfanden Sie in Ihrer Kindheit ähnliche Ängste und was ist damals passiert?
Seine Antwort:	Wenn ich nicht gehorchte, bekam ich Schläge.
Meine Frage:	Was werden Sie tun?
Seine Antwort:	Ich werde im nächsten Semester nur noch ein Fach im Studium aufnehmen, damit nicht das ganze Studium gefährdet wird. Lieber etwas länger, aber mit Gewißheit.

WÖRTERBUCH DER ORGANSPRACHE :

Wie ich schon erwähnt habe, entsteht eine Krankheit, wenn man in einer bestimmten Funktion, die man sonst ausübt, blokkiert wird. Da alles, was man tut, dem Energieausgleich dient und somit lebensnotwendig ist, kann man auf die Funktion, die jetzt blockiert wird, nicht verzichten. Die Kraft wird nun nicht mehr nach außen abgegeben - sie wird ja durch andere Kräfte gebremst. Sie bleibt erhalten und wirkt im Körper und zwar auf dem Organ, das im übertragenen Sinne dieser Funktion entspricht. Das Organ verändert sich: Nimmt eine andere Form an, bewirkt neue Gefühle, verändert seine Leistung - sein Produkt. Und wenn man nun diese gesamte Veränderung zusammen mit allen für diese Veränderung notwendigen Dinge betrachtet und mit der Funktion, in deren Ausübung man gebremst wurde, vergleicht, dann findet man die Umkehr von 'außen nach innen' bestätigt. Somit kann gesagt werden, daß Krankheit nichts anderes ist als die Wirkung unserer eigenen Energie in die entgegengesetzte Richtung. (Wenn wir das auf unsere Erde übertragen, dann geschah jedesmal der gleiche Vorgang bei der Polumkehr unserer Erde.)
Um nun eine Krankheit angehen zu können, müssen wir alle Veränderungen, die Mittel, die für diese Veränderungen einbezogen werden und die Aussage der neu entstandenen Gefühle wie ein Puzzle zusammensetzen, damit wir erkennen, in welcher Funktion wir eingeschränkt werden, denn das ist ja gerade die Funktion, die wir verdrängt haben und uns deshalb nicht bewußt ist. Sobald wir sie uns bewußt machen, können wir auch dagegen angehen. Wir können jetzt mit Hilfe unseres Verstandes den 'Kampf mit der Blockade' aufnehmen. Da wir aber nur ein bestimmtes Kraftdepot haben, müssen wir dann die Kräfte, die wir in andere Richtungen aussenden, zu Hilfe nehmen. Wir müssen dann in anderen Dingen solange kürzer treten, bis wir den Kampf gewonnen haben. Wiederholt sich solch ein Kampf immer wieder, müssen wir die ganze Strategie ändern, dann muß eben einmal eine Bombe fallen. Im übertragenen Sinne: Es

bleibt dann nicht aus, daß die ganze Beziehung in Frage gestellt werden muß, oder man nimmt in Kauf, daß man sich mit der Zeit aufreibt.
Vor Jahrtausenden übertrugen die Gelehrten die materiellen Begriffe unserer Welt auf unseren Geist. Nur haben wir diese Sprache fast vergessen, weil in den letzten Jahrhunderten die Astrologie abgewertet wurde und in unserer Zeit als unseriös gilt. Aber unser Körper hat sie nicht vergessen und spricht mit ihr.

Zum besseren Verständnis des Wörterbuches möchte ich noch einmal folgende Begriffe und die Resultate ihrer Wechselwirkungen klären:

Geistig = alle Situationen, die mit der Auseinandersetzung von unterschiedlichen Gedanken zu tun haben.
Der 'Kampf' zwischen unterschiedlichen Gedanken bedingt Veränderungen in unserem Gefühlsleben.
Seelisch = alle zwischenmenschlichen Verhaltensweisen, unser Gefühlsleben betreffend.
Der 'Kampf' unterschiedlicher Gefühle führt zu Veränderungen im Körper - im materiellen Bereich.
Materiell = alle Dinge, die dem körperlichen Wachstum und Erhalten und seiner Bewegung dienen.

Veränderungen im materiellen und seelischen Bereich wirken umgekehrt : Körperliche Veränderungen bedingen seelische Veränderungen und seelische Veränderungen bedingen geistige Veränderungen.

Zum Verständnis unserer Körpersprache müssen wir noch folgendes wissen:
Die Kraft dehnt sich aus. Sie trifft auf eine andere Kraft. Es beginnt eine Auseinandersetzung dieser beiden Kräfte. Diese Auseinandersetzung verursacht eine Veränderung im Raum, den sonst jede Kraft für sich ohne die Konfrontation mit der

anderen eingenommen hätte.
So kommt es, daß die Bewertung aller Dinge über den 'Raum' abläuft:

Oben	=	geistig	=	aktiv
Mitte	=	seelisch	=	passiv
unten	=	materiell	=	passiv
außen	=	materiell	=	passiv
innen	=	geistig	=	aktiv
rechts			=	aktiv
links			=	passiv
vorn			=	aktiv
hinten			=	passiv

fest	=	Widerstand
flüssig	=	Aufnahme
gasförmig	=	Eindringen

Der <u>Gestaltswandel</u> des Organs entspricht der im übertragenen Sinne ausgeführten Tätigkeit:
Sich ausbreiten, schrumpfen, wandern, verschwinden, u.a.

Die <u>Eigenschaften</u> beschreiben die Intensität der Aktivität:
Aktive Tätigkeiten : Jucken, schmerzen, brennen, schütteln, aus - laufen, u.a.
Passive Tätigkeiten: taub, kalt, gelähmt, gebrochen, u.a.

Äußere Krankheitsursachen werden nach ihrer Wirkungsweise analysiert. Sie entsprechen den Hilfsmitteln zur Ausführungsmöglichkeit der Funktion.
Beispiele:

Chemikalien	- ortsgebunden, zerstören, vergiften
Strahlen	- durchdringen, zerstören
Viren	- ortsgebunden, tarnen sich, zerstören
Bakterien	- wandern, fressen, vergiften
Pilze	- ortsgebunden, fressen
Parasiten	- wandern, fressen

Da jedes Organ auch Teile anderer Organsysteme in sich hat, muß bei deren Beteiligung an der 'Sprache' ihre Bedeutung einbezogen werden.

Brust	= Schwierigkeiten, das Gebäude des Wirkungskreises betreffend
Eierstock	= Schwierigkeiten, das 'Kind' betreffend
(Hoden)	(das Lebenswerk)
Eileiter	= Schwierigkeiten, die Frage der Schwangerschaft betreffend (Lebenswerk)
(Samenleiter)	
Gebärmutter	= Schwierigkeiten, die Einstellung zu grundsätzlichen Lebensfragen betreffend
(Prostata)	
Gebärmutterschleimhaut	= Schwierigkeiten, die Atmosphäre des Heimes betreffend
Muttermund	= Schwierigkeiten, sich vom 'eigenen Kind' zu lösen (Gastfreundschaft)
(Eichel)	
Scheide	= Schwierigkeiten in der Partnerwahl
Scham	= Schwierigkeiten, die eigene Identität zu finden (Mann oder Frau)
Blut	= Allgemeine Versorgung
Rote Blutkörperchen	= Schwierigkeiten, sein Wissen 'anzubringen'
Weiße Blutkörperchen	= Schwierigkeiten in Kontrollfunktionen
Lymphdrüsen	= Schwierigkeiten in der Kontrolle allgemein
Haut	= Schwierigkeiten, ethische und moralische Fragen betreffend
Haare	= Schwierigkeiten in der Verteidigung der eigenen Interessen
Schweißdrüsen	= Schwierigkeiten, eine neue Situation in Angriff zu nehmen
Harnorgane	= Schwierigkeiten, sich von alten Situationen und Beziehungen zu trennen oder neue Beziehungen aufzubauen (Toleranz)

Niere	= Schwierigkeiten in der Entscheidung, welche Situation die 'bessere' ist
Harnleiter	= Schwierigkeiten die Entscheidung loszulassen
Harnblase	= Schwierigkeiten, die Entscheidungen zu verteidigen
Harnröhre	= Schwierigkeiten in dieser Verteidigung
Kreislauf	= Allgemeine Versorgung lebensnotwendiger Dinge
Herz	= Schwierigkeiten, die Führung dieser Versorgung betreffend
Arterien	= Schwierigkeiten, die allgemeine Versorgung durchzuführen
Venen	= Schwierigkeiten, die allgemeine Entsorgung betreffend
Kapillaren	= Schwierigkeiten, die allgemeine Versorgung im konkreten Falle durchzuführen
Sinnesorgane	= Schwierigkeiten, die Verständigung und Kommunikation betreffend
Ohren	= Schwierigkeiten, den Glauben betreffend
Augen	= Schwierigkeiten, die Realität zu akzeptieren
Nase	= Schwierigkeiten, die Wahrnehmung einer Gefahr betreffend
Geschmack	= Schwierigkeiten, Entscheidungen der Abwehr betreffend
Tastsinn	= Schwierigkeiten, die Distanz betreffend
Verdauungsorgane	= Schwierigkeiten, 1. die Aufnahme, 2. die Verarbeitung äußerer Einflüsse und 3. die Abgabe der Abfallprodukte dieses 'Produktionsprozesses'

Zu 1.:
Lippen = Schwierigkeiten, eine Beziehung, die sonst akzeptiert wird, im Moment wegen einer zusätzlichen Unverträglichkeit anzunehmen (Ehrlichkeit)

Mund	= Schwierigkeiten, eine Beziehung, die sonst akzeptiert wird, im Moment wegen einer zusätzlichen Unverträglichkeit anzunehmen (die Unverträglichkeit betrifft eine mögliche Gefährdung der Selbstbehauptung)
Speiseröhre	= Schwierigkeiten, eine Beziehung trotz des Bewußtwerdens der Unverträglichkeit zu akzeptieren
Zu 2.:	
Magen	= Schwierigkeiten mit dem Umsetzungsprozeß (Verständnis)
Zu 3.:	
Dünndarm	= Schwierigkeiten, seine 'Produkte' aufzunehmen und die Abfallprodukte abzusondern = Eigennutz
Dickdarm	= Ausbeutung
After	= Schwierigkeiten, die 'sinnlose' Abgabe der Abfallprodukte betreffend = Betrug
Leber	= Schwierigkeiten mit dem Versorgungsdepot (Depot der 'Produkte')
Galle	= Schwierigkeiten, die Verteidigung des Versorgungsdepots betreffend
Bauchspeicheldrüse	= Schwierigkeiten, die ästhetische und praktische Gestaltung der 'Produkte' betreffend
Stütz- und Bewegungsapparat	= Stabilität und Beweglichkeit
Knochen	= Schwierigkeiten, die Stabilität betreffend
Muskeln	= Schwierigkeiten, die Elastizität betreffend = Labilität
Gelenke	= Schwierigkeiten, zwischen Stabilität und Labilität zu entscheiden
Bindegewebe	= Schwierigkeiten, Bindungen einzugehen
Fettgewebe	= Distanz

Extremitäten	= Schwierigkeiten mit der Kontaktaufnahme (Arme) / Beständigkeit (Beine)
Gehirn	= Schwierigkeiten, alle Einflüsse der Umwelt in Einklang mit uns zu bringen Entscheidung der Priorität der Probleme im Allgemeinen und im Besonderen für den Moment
Mittelhirn	= Schwierigkeiten, betreffend der Zuordnung der Kräfte bei Entscheidung des Gehirns, die dem Einklang der äußeren Einflüsse und unseren Bedürfnissen widersprechen
Hypophyse	= Schwierigkeiten, betreffend der Verteilung der Kräfte, wenn das Mittelhirn bei Entscheidung des Gehirns zugunsten äußerer Kräfte diese auf den Körper wirken läßt
Schilddrüse	= Schwierigkeiten, Stabilität und Flexibilität betreffend (Vetrauen)
Thymus	= Schwierigkeiten, die seelische und geistige Entwicklung betreffend (Treue)
Bauchspeicheldrüse	= Schwierigkeiten, den Charme betreffend
Nebennieren	= Schwierigkeiten, die Verteidigung und den Angriff betreffend (Mut)
Rückenmark	= Schwierigkeiten, die Weiterleitung der Befehle von 'oben nach unten' und die Rückmeldung der entsprechenden Stellen nach 'oben' (Würde)
Nerven	= Schwierigkeiten, die Funktion als Vermittler betreffend
Atmungsorgane	= Schwierigkeiten, die Zusammenhänge zwischen äußeren und eigenen Bedürfnissen zu erkennen und zu verarbeiten (Harmonie)

INHALT

EINLEITUNG 7

I. ÜBER DIE LEBENSKRAFT 10
II. UMWELT - KÖRPER - GEIST IN IHREN WECHSELWIRKUNGEN
 ALS EINE URSACHE DER KRANKHEITEN 13
III. DIE GEISTIGE ENTWICKLUNG ALS FAKTOR
 FÜR KRANKHEIT 15
IV. GESTÖRTE ZWISCHENMENSCHLICHE BEZIEHUNGEN
 ALS URSACHE FÜR KRANKHEIT 18
V. DIE ROLLE VON ÜBERTRAGUNG UND GEGENÜBERTRAGUNG 21
VI. DIE BEDEUTUNG DES LEBENSZIELES UND LEBENSSTILES 23
VII. DIE ORGANSPRACHE BEI KRANKHEIT - HINWEIS AUF
 VERDRÄNGTE PROBLEME MIT BESTIMMTER AUSSAGE 26
VIII. GEFÜHLE - VORBOTEN DER KRANKHEIT 30

SPEZIELLER TEIL 32

I. KRITERIEN DER KRANKHEIT 32
 A. ERKRANKUNGEN DER BRUST 33
 B. ERKRANKUNGEN DER SCHAM 40
 C. ERKRANKUNGEN DER SCHEIDE 44
 D. ERKRANKUNGEN DER GEBÄRMUTTER 51
 E. ERKRANKUNGEN DES GEBÄRMUTTERHALSES 58
 F. ERKRANKUNGEN DER EILEITER 64
 G. UNERFÜLLTER KINDERWUNSCH 71
 H. ERKRANKUNGEN DER EIERSTÖCKE 82
 I. DIE PUBERTÄT 88
 K. SCHWIERIGKEITEN BEI SCHWANGERSCHAFTSVERHÜTUNG . 90
 L. DIE EIGENSTÄNDIGKEIT DER EIZELLE UND FRUCHT ... 92
 M. KLIMAKTERISCHE BESCHWERDEN 95

II. ANREGUNGEN ZUR SELBSTTHERAPIE 98

WÖRTERBUCH DER ORGANSPRACHE 105